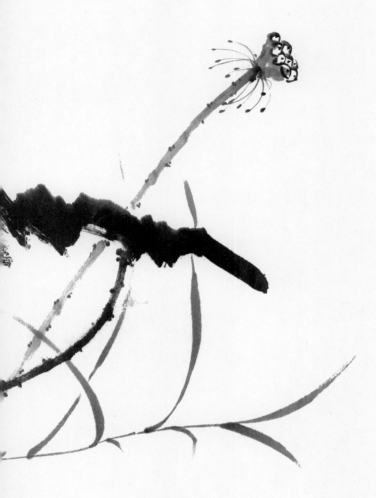

做自己的瑜伽医生

文 道 ◎ 主编

青岛出版社
QINGDAO PUBLISHING HOUSE

图书在版编目（CIP）数据

做自己的瑜伽医生 / 文道主编. –– 青岛：青岛出版社, 2018.8
ISBN 978-7-5552-7085-0

Ⅰ. ①做… Ⅱ. ①文… Ⅲ. ①瑜伽—基本知识 Ⅳ. ①R247.4

中国版本图书馆CIP数据核字(2018)第108975号

《做自己的瑜伽医生》编委会

主　编　文　道

编　委　徐天歌　嵇　然　王　妍　周志华　龙德霖　朱翼翔　罗海英
　　　　应献军　王剑雲　嵇复宾　王建中　赵　红　杨莉蘋　刘瑞兵
　　　　吴大海　万玉芳　朱久旬　张　军　罗　冰　刘际文　李　俊
　　　　朱剑虹　陈　敏　王梓新

书　　名　做自己的瑜伽医生
　　　　　ZUO ZIJI DE YUJIA YISHENG

出版发行　青岛出版社
社　　址　青岛市海尔路182号（266061）
本社网址　http://www.qdpub.com
邮购电话　13335059110　0532-85814750（传真）　0532-68068026
责任编辑　刘晓艳
封面配图　杨莉萍
封面设计　光合时代
内文插图　孙永显　王　睿　刘海珊
摄　　影　徐天歌
装帧设计　周　伟　王海云　穆淑真
印　　刷　青岛新华印刷有限公司
出版日期　2018年8月第1版　2019年4月第2次印刷
开　　本　16开（710毫米×1010毫米）
印　　张　13
字　　数　150千
图　　数　170幅
印　　数　5001-8000
书　　号　ISBN 978-7-5552-7085-0
定　　价　39.80元

编校印装质量、盗版监督服务电话　4006532017　0532-68068638
本书建议陈列类别：中医保健类

○
自序

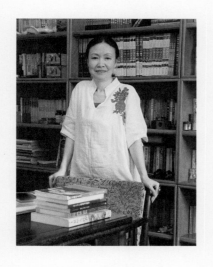

　　早在 20 多年前，我刚开始接触瑜伽的时候，也曾和现在很多人一样，只是被它优美的外表、柔软的身段所吸引，一旦带着这种心态走进瑜伽，失败必然在所难免。之后，也就感到索然无味，抛到了脑后。

　　说来也怪，我后来对瑜伽的认知，竟然不是缘于印度瑜伽本身。这要感谢一位老师，不知从哪儿给我弄来了几页陈旧、零散、古董般的"资料"，引起了我极大的兴致。其实，这里面没有任何有关瑜伽练习的内容，但是，它带我追溯到了远古的伏羲时代，它甚至认为印度的瑜伽和我国的《易经》是同源的。这才使我对瑜伽产生了浓厚的兴趣，直觉告诉我——瑜伽蕴藏着丰富的内涵。加之以前恩师（觉顺法师）对我多年的影响和教诲，以及他老人家耳熟能详的一句话——"心法通万法"，让我意识到了东方文化的共通性，从此便开始以一个中国人的视角探寻瑜伽、解读瑜伽、实践瑜伽。

恰恰是中国文化一路引领我走进了一个妙趣横生的瑜伽世界，又反过来通过瑜伽的修炼，帮助我解开了中国古老导引术中一个个晦涩难解之谜，便形成了如今"和而不同"、注重实效性的"瑜伽导引法"。

如果我说真正的瑜伽就在中国，中国人最有基础学好真正的瑜伽，您信吗？

就算我们不甚了解瑜伽的"三脉七轮"，而我们的身体里不都"整齐地排列"着十二正经和奇经八脉吗？只要能借用印度瑜伽，有效打通我们的经络，就是硬道理。

我自己正是这样一个受益者和"过来人"。

由于体质差的关系，我过去是一个很会滋补的人，补得是五花八门、头头是道，不论哪个"门派"的补法我几乎都会，结果身体似乎根本不理会我的殷勤，毛病照样如期而至，慢性咽炎、乳腺增生、子宫下垂、颈椎病、腰椎病、鼻炎、荨麻疹、胃病、胆囊炎等，这些疾病在医生看来似乎不是什么大病，但也没有除根的可能。

其实有的时候，往往只需要改变一下思维方式，就不难发现，这世界上向来就有一些似是而非的道理，一旦人云亦云，形成了惯性以后，就变成了思维定式，看待疾病也不例外。

比如，当我被确诊子宫下垂的那一天，就像被医生判了"无期"。

仔细想想似乎也对，哪有下坠的脏器还能再收回去的道理呢？就如同泄了气的气球，松弛耷拉下来，哪里还有可能"回复"呢？可当我通过"瑜伽导引法"的修炼，无意中解决了这个问题，手里拿着前后两年完全不同的检查结果时，我才明白了一个道理，哦！原来人体和气球最大的不同，就在于人是个"活物"，是个有气血的活人。一旦气血虚弱，缺少滋养的脏腑就会生病，而通过"瑜伽导引法"，打通气脉，将新鲜的气血导引过去补其不足，把"下陷"的中气提升上来以后，它就如同充满了气的皮球，又恢复了弹性和正常功能。

我写这本书，只是希望借用"瑜伽导引法"，给大家一个并不高深的启示。大概您也曾想到过类似问题：

人真的需要经常"清火"吗？

减肥屡屡不成功的原因到底是什么？

难道减肥就一定需要减少进食和进行消耗性的运动吗？

手术是椎间盘突出的"万灵丹"吗？

脏器下垂就一定是不可逆的吗？

更年期当真可以人为"推迟"吗？

猪腰子、羊蝎子和补品、补药，真的就是补肾佳品吗？

"面子"真的需要重金打造吗？

再有：

"瑜伽"到底是什么？

瑜伽难道就是"抻筋掰腿"的外形运动和柔体表演吗？

高温房里真的能够练成"瑜伽"吗？

瑜伽冥想，就是"苦思冥想"或者"什么都不想"吗？

⋯⋯⋯⋯⋯

十几年中，当我运用"瑜伽导引法"，使得自己以及更多的朋友调节、修复了一些身心问题的时候，于是有人开始尊称我为"瑜伽医生"，我告诉他们，我并不是什么医生，也不会给人治病。当你打破了很多思维定式，走出认识上的误区，以道御术，实实在在地了解这一古老的东方修炼术，并且身体力行以后，就会发现，你也可以成为自己的"瑜伽医生"，或许还是"上工"。

目录
CONTENTS

一

走出瑜伽的误区

误解源于不了解

瑜伽到底是什么?

高温瑜伽不是真正的"瑜伽"

高难度动作不代表瑜伽的水平

瑜伽不应有伤害

走进瑜伽，为何先谈"走出"误区

我自修炼瑜伽"出道"以来，就形成了一个不成文的惯例，一直把"走出瑜伽练习的误区"当作瑜伽内容的第一话题，无论是公开讲座、博客、微博，还是瑜伽入门的文章或者专业培训等，几乎都是如此。

曾经有朋友提出疑义，认为很多人或许还没有走进瑜伽，你怎么就先让人"走出"了呢？认为这不合逻辑。

逻辑上此话讲得的确有理，但是，这个看似有悖常理的"第一话题"，恰恰正是缘于目前瑜伽现状所隐藏的不合理而产生的，这一隐患和误区不解决，瑜伽作为东方古老修炼术的一切功能就将丧失。

虽然瑜伽练习在中国乃至世界已风靡数十年，但其中总是贯穿着一个怪现象——误解。无论是瑜伽练习者还是瑜伽教练，所展现出来的往往都是柔体训练、塑形、高难度动作、摆造型、纠正姿势，甚至在绝大多数从未接触过瑜伽的人看来它也没有超出"外形训练"的范畴，这就是人们对于"瑜伽"的直观认知。于是"瑜伽"所带来的伤害就成了必然，其根子就在于人们对于瑜伽的本质缺乏真正的了解，而产生了认识上的重大误区。

2012 年 11 月 18 日的央视新闻频道，分别在《共同关注》和《每周质量报告》栏目中，以专题和新闻调查的形式，揭示了"水货瑜伽"给人们带来的双重伤害——人身伤害以及假证书的欺诈伤害。

这难道是瑜伽本身对人体有害吗？绝非如此，记者的答案是客观的："作为东方最古老的强身术之一，瑜伽可以由内及外调节身心，预防、治疗各种和身心相关的疾病。但是，这一切都是建立在有科学专业的指导的前提下进行的。"

"科学专业的瑜伽"，是应该以正确的观念和正确的方法为前提的，首先当然是要"认识"它。

因此，走出瑜伽认识上的误区，就成了不得已而为之的"第一话题"了。

因为错误的认识决定了错误的练习方式，这非但不能成为自己的"瑜伽医生"，反而会自取其害。大家眼睛所看到的只是外在筋骨皮的伤害，其实远不止这些，它所造成的内在隐性的伤害更为可怕，比如耗伤气血、津液，对脏器的伤害等，这样的例子举不胜举。

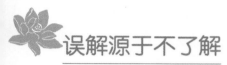

误解源于不了解

常常有人问我：

"我身体僵硬、年龄大，能练瑜伽吗？"

"我从未接触过瑜伽，没有基础，是一张白纸，能行吗？"

"我为什么在瑜伽馆练完瑜伽后会感到很疲倦？"

"为什么我跟着某某人的碟片练了两年多的瑜伽，颈椎、腰椎病却严重了呢？"

"我为什么练习时会出现头晕、恶心、憋气、想呕吐？"

"高温瑜伽到底好不好？"

…………

我在进行"瑜伽与健康"的公开讲座或者与练习者交流瑜伽话题的时候，以及在我们网站和微信公众号的咨询信息当中，总是发现太多人并不了解什么是真正的瑜伽，尤其是很多怀揣所谓咨询"某某国际瑜伽协会高级教练"证书的人，当我问起他们"瑜伽到底是什么"或者"请告诉我瑜伽的定义"的时候，我几乎从未听到过他们专业的答复和令人满意的表述。他们总是在一些死记硬背的虚词儿上兜圈子，或者把自己那些高难度的瑜伽造型不断地发到网上，大意是想表明自己的柔软功底比较强势，以为这就叫"瑜伽"，殊不知这恰恰是对瑜伽的曲解。

根源何在？正是因为现在很多人做事、看待问题，常常只重表象，不求实质，这全都是"外相"惹的祸。

只看外相，不明内涵，于是乎：

"瑜伽体式"变成了外形训练、柔体表演。

"瑜伽冥想"变成了"冥思苦想"或者"什么都不想"。

"坐禅"变成了莲花坐上闭目不动的一个"坐相"了。

"印度天气热"，就把印度的气候"搬"到中国，形成了所谓"高温瑜伽"。

…………

总之，千变万化，就是全然不顾及一个实质性的问题——瑜伽到底是什么？这就是对瑜伽误解的根源所在。

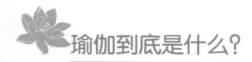

瑜伽到底是什么？

梵文"yoga"（瑜伽）一词的定义是"自我与原始动因的结合、一致"。

这就是瑜伽的定义，也是分清真假瑜伽的试金石。换句话说，凡是违背了这个定义和宗旨，统统都不是真正的瑜伽。

什么是"自我和原始动因的结合、一致"呢？其实，这是心法，是大道，因此瑜伽才被称为东方哲学。

这或许会让很多人感到糊涂，啥意思？看起来似乎很深奥。

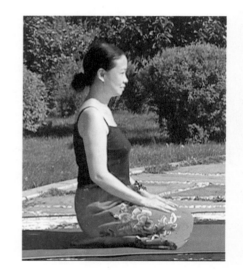

到底是深奥，还是至简，我们不妨来了解一下。

比如，一块硬币的两面，你不能说正面是一元钱而反面就不是；你也不能说这是正反两块硬币，因为它们原本就是"合一"的。

再比如，人的手，掌心是手，手背也是手，这只是一只手的两面而已，合在一起才是完整的一只手，没有谁的手是两面长成一样的，也没有人只长手心，不长手背。

这个简单的道理，说明任何事物都有正反、表里、阴阳两面，这是规律，是天道。这个所谓的"自我"和"原始动因"，从"道"上来讲，其实它本来就是结合、一致的，并不是一种人为努力实现的过程，这就是"无为"，这也正是"瑜伽"一词的定义，它和中国传统文化一脉相承。

有人或许会说，你这话说了不跟没说一样吗？谁会不明白这个道理？哎，您还甭说，稍微给它穿上件"马甲"，大多数人就不认识它了，而且我们现代人越来越多地做着这种不"结合"、不"一致"的事情。比如：

吃草原本是牛的"原始动因"，现在改吃人工饲料了……

人现在大多都在吃反季节蔬菜，而这些东西都是只有其形，而无其神，内在原有的营养不但几乎没有了，而且逆天时以及人为添加的伤害吃进人体，哪来的"人和"？这何以养命？因此怪病越来越多。

对于中草药，历代都强调"道地药材"，因为只有道地药材，方能接天地之精华而生，可是现在经常看到类似的报道——菊花（药食菊花）原本生长在南方，现在北京突破了这一关，终于可以生长在北京了。你想想，中药治病靠的不就是性味吗？这一"搬家"还能接到本有的天地之气吗？还能有原本的药性和作用吗？这种事情是非常令人担忧的，发展下去，它甚至会毁了几千年的中医药之本。

人类的消化系统，原是以消化谷物和草类食物为主的，《黄帝内经》清楚地告诉我们，人类摄食的"原始动因"应该是"五谷为养，五果为助，五畜为益，五菜为充，气味合而服之，以补精益气"，而现在很多人是无肉不食，只吃肉，谷物和蔬菜吃得很少。

再说，人类的"原始动因"本是四爪着地的动物，现在站立起来了。因此，这也是人类活不到天年的一个重大原因——呼吸退化、脊椎退变。

呼吸轻浅、气机紊乱；整个人体的"栋梁"发生了改变，因此心脏泵血越来越累，若不加大"功率"往上泵，大脑供血就会越来越不足；肝肾是气力、动力的来源，现在也因为过度消耗而越发衰退，因此各种退行性疾病越来越多。

怕烫是人的本能反应，如果不知道烫了，对烫不敏感了，没知觉了，坏了！

就失去怕烫的"原始动因"了，糖尿病人后期就是这样。

你再看看动物们，谁听说过它们椎间盘突出症、椎管狭窄、肩周炎、肝硬化、痛风、尿毒症？倒是跟人类生活在一个屋檐下的动物可能出现这些疾病。

这些随手拈来的话题，都是背道和不懂得"原始动因"所带来的后患。

人体是一个平衡系统。例如：

人体既有舒张压，又有收缩压。血压一旦偏了，超出标准，就会得病，不是高血压病，就是低血压病。

眼睛既要能睁开，也得能闭上。否则，麻烦就大了。

血管有动脉也有静脉，否则，没法回流、循环。

呼吸，有进气儿，就得有出气儿。

人体既有交感神经，又有副交感神经。

…………

请问：这是不是人本有的？是不是"原始动因"？是不是有正就有反、有阴必有阳？这就是咱中国人常讲的平衡、和谐、回归，这才叫"正常"，偏向哪一面都叫"反常"，这就是老子先生讲的"天之道"。

一旦打破了这种平衡，您且试试看，统统是病。

这就是中医所讲的偏性，中医就是纠偏的，就是"泻有余，补不足"；同样，也就是在帮助身体"结合""一致"。

这就是"瑜伽"一词的本义，它是规律，不可违逆，违逆了，就叫"背道"。由此可知，瑜伽既代表东方哲学，同时也是一种生活方式——合道的生活方式，而绝不仅仅是抻筋掰腿的形体训练。

而狭义的"瑜伽"，功法修炼中的瑜伽，也是一样的道理，它的目的在于激活人体本有的自愈能力，这也符合瑜伽的本义——"自我"和"原始动因"的结合与一致。重要的是瑜伽它能够激发人体的潜能，激活先天之本，甚至可以通过特殊的修炼方法，完成"后天返先天"，以达到《黄帝内经》中所说的"逆从阴阳"的境界，这才是真正的生命观及对于生命的保养。

其实，《素问·上古天真论》中提到人的每一个年龄段，都是可以通过瑜伽这个古老的东方修炼术去实现、完成的，当然也包括轩辕黄帝的"成而登天"

和真人的"寿敝天地"。因为"此其道生",瑜伽同样合于此道。所以,无论是哲学意义上的瑜伽,还是生活方式中的瑜伽,以及调节身心健康的瑜伽,通通离不开"自我"和"原始动因"的结合、一致,只要合这个"道",就是真正的瑜伽,"术"可以千变万化,但不能离本。否则,只要违背了这个宗旨,就百分百不是真正的瑜伽。

你不妨用瑜伽之道的本义去衡量一下现如今市面上的各色"瑜伽",就不难断出真假虚实了。

"高温瑜伽"不是真正的瑜伽

"呼己气,吸人气"

有一次,一位朋友去参观"高温瑜伽"场馆,还没试练就赶紧跑出来告诉我:"里面尽是澡堂子的味道,这简直就是'呼己气,吸人气嘛!'"

这句话对于"高温瑜伽"的解释着实形象、到位。

瑜伽和导引术最浅显的定义也应该说是"呼吸运动"吧?而挤在如此高温密闭、令人口干舌燥的环境中,势必空气污浊、憋闷,结果只能是"呼己气,吸人气"。

"逆之则乱"

瑜伽的所有功法,任其千变万化,始终不能离开这个宗旨——自我和原始动因的结合、一致。

我们很多人都知道《黄帝内经》的一句名言:"从阴阳则生,逆之则死;从之则治,逆之则乱。"

我们不妨看看,为什么说高温瑜伽是"逆之则乱"呢?

人处在高达40℃的环境中,在中医看来,本就形成了"炅则气泄",过热再加上激烈的运动,必使人大量出汗,而汗乃心之液,且"心主血脉",因此必会耗伤气血津液、耗散心气。

夏天在常温下出些汗是有助于体内排浊的，尚且不宜太过，而秋收冬藏，天人相应，体表毛孔闭合以保温，"高温瑜伽"却多选择在冬季练习，强行将其毛孔打开而耗散心气，岂不是"逆之则乱"吗？这样的"高温瑜伽"即使不受外伤，也必受"内伤"，使气血、阴阳双伤。

"高温瑜伽"的三条"理由"

练习"高温瑜伽"的人，一般会给自己找出三条理由：

第一个理由——减肥。

高温瑜伽真的可以减肥吗？关于减肥的一个最大误区就是消耗体能，而老百姓常言道"十个胖子九个虚"。通过高温瑜伽只能更加消耗你的气血，使得身体更加气虚，反而无力推出垃圾（有关健康减肥的原理和方法，本书的后面会专门谈到）。

第二个理由——排毒。

有人说"高温瑜伽"可以排毒，而真正的排毒靠的是经络的通畅和气血的充足，过度的消耗反而会导致气虚，使得身体无力推动毒素的排除，反而造成"内环境"更加污浊。何况排毒并不单纯只是出汗。

第三个理由——印度的天气热。

这个理由更加荒唐，说是因为瑜伽原产于印度，而印度的天气很热，于是就把印度的气候给"搬"到了中国。这恰恰违背了瑜伽的本义"自我和原始动因的结合、一致"，也就是我们中国人常说的"一方水土养一方人"的道理。

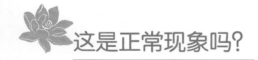

这是正常现象吗？

一次，在我的一位老师家，遇到了一位中年男士，曾是一名芭蕾舞演员，也是一位瑜伽爱好者，正在北京的一家场馆练习瑜伽。交谈中，他说有一个问题一直困扰着他，每次练习时都会感到头很胀痛，有时甚至像裂开了一样，问我这是怎么回事。

我问他发生这样的事怎么不咨询你的教练？他说教练告诉他"这是正常现象"。

还有一位朋友，在健身馆练瑜伽时，总是感到很疲劳，一场体式结束后浑身酸痛无力，而教练告诉她这是"身体在排酸"。

更多的时候，你会发现这样的情形，好心的教练总是忙着"帮"学员拽胳膊、拽腿，甚至强压练习者的后背。你再看看其他人，大多趴在那儿一边保持着"造型"一边与"邻居"们交头接耳地说着话……

我们来看看，这些到底都是怎么回事呢？

◉ 练习瑜伽脑袋为何胀痛？

大多是因为隐形缺氧所引起的不良反应。说实话，我有时不得不感叹这些瑜伽教练们的无知者无畏，试想：如果练习者有心脑血管病史，高血压人本来就肝阳上亢、气浮于上，作为教练你连相应的医学常识都没有，就不怕出点啥事儿？这可就不是软组织损伤这么简单了，您还能认为这是"正常现象"吗？

另外，你用力按压别人的后背使其完成你所期待的高难度动作，很有可能压伤脊椎，一旦压迫了脊神经，你知道将会有多大的危险发生吗？激素分泌异常、脏腑功能紊乱，严重的甚至截瘫等，都是有可能发生的。

◉ 酸痛无力、疲劳感是所谓的"身体在排酸"吗？

过度用力的运动，致使人体生成大量的乳酸，这些乳酸是一些刺激物，会使肌肉进一步收缩，让人感到肌肉疼痛与不适，使身心产生紧张感，这分明是"生酸""聚酸"，何谈"排酸"？而修习瑜伽的目的恰恰是为了舒缓紧张和压力，连自己搞反了都不清楚。

◉ 教练"帮忙"的后果

很多教练太过"负责任"了，总喜欢不停地帮助学员纠正姿势、摆造型、增加强度等，这是非常错误的，把瑜伽当柔体训练、外形展示了，这就是内伤、外伤形成的主要原因。

　　瑜伽强调的是身心合一，因此练习时的节奏、心神、气场、套路和引领是相当重要的，而很多教练却只是忙着帮助别人扭曲外形、拉伸肌肉和肌腱，何以身心合一、修身养性？

　　另外，我一直有一事不得其解——即使练习者在你的帮助下，忍受疼痛完成了你的心愿，达到了优美的外形和高难度的造型，又能说明什么问题呢？试想：如果高难度就是"打通经络"和"修身养性"的最高标准，这岂不是意味着杂技、舞蹈、体操表演者们，都成了全天下经脉最通畅、最通心法的人了吗？何必又把几千年前的瑜伽搜出来玩什么时尚呢？

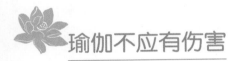

瑜伽不应有伤害

　　上述此类，都不是真正的瑜伽，因为它背离了瑜伽的宗旨。练习正确的瑜伽几乎是没有受伤概率的，如果你因练习瑜伽而受到了伤害，只能说明你的练习方法不当，或者某些功法不适合你练习，而你却犯了急功近利的毛病。

　　瑜伽是"心法指导下的身法"，先得明理，这样才能趋利避害，感受到古老瑜伽带给你的实际效果，让古老的瑜伽成为您一生健康的守护神，同时成为自己最好的"瑜伽医生"。

小视频：瑜伽到底是什么？

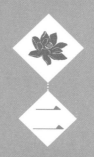

二

瑜伽"内功"的秘诀

瑜伽导引术与其他健身运动的区别

"动作"不代表瑜伽体式

为何要将体式练成"内功"

"内功"的诀窍

瑜伽、导引术与其他健身运动的区别

传统瑜伽和我国传统的导引术一样，同为东方古老的修炼术，它起码属于保养生命和调节脏腑、气血的内在运动，是"外练筋骨皮，内炼精气神"的整体调节之功。

瑜伽与一般的健身、体育运动有什么区别呢？

有非常大的区别，甚至是本质的区别。

我们常说"生命在于运动"，其实一般的健身和体育运动，包括"外形瑜伽"等，充其量只能叫作"活动"，根本不能达到"运"的功能。

这两者之间到底有何区别呢？

我们不妨先来看看咱这百八十斤的身子骨，到底能"动"出啥名堂。

假如您是一个力大如牛、动感十足的勇士，一使劲儿就能把别人打趴下，一用力或许上百斤重的东西就能举起来。好！如果我想让您试试——使点儿劲、用点儿力，立马把大便排出来（您就不会便秘了）；用点儿力、使点劲儿，把你血管里的低密度脂蛋白、甘油三酯排出来；好样的，再努把力，大概还能把体内的瘀血给排出来呢？您的力量大，小小的肿瘤算什么，或许您哪天一使劲、一用力就能把它给挤死了……

一定有人在骂我痴人说梦了，您别担心，我很正常，之所以打这个比方，是想说明一个简单得不能再简单的道理——人的外在力量再大，也是有限的，只能叫外壮、外力、外动。

这"动"是可以受大脑意识支配的，比如，你想让自己动动手指头，到跑步机上跑一跑，或者散散步、喝喝茶、挠挠耳朵、挤眉弄眼、动动嘴皮子之类的。

至于什么时候拉屎、打嗝、放屁？什么时候来月经？还有心律、脉搏、血压、脾胃运化功能等，都不受你的大脑直接指挥，不受你的意识所支配。

就咱这百八十斤的身体而言，光有"动"的本事，太不足为道了，你就是

"动"死了，也解决不了身体内部"运"的问题。所以，那些痴人说梦的比方，就是想告诉您，人体太多的功能都是属于"内运"的范畴，影响它的是一种潜在的、无形的、看不见摸不着、切实而又巨大的力量，那不是由意识说了算的，而是需要大脑来尊重、顺遂身体本有的程序，才能够完成的，这就叫"道"，天道难违，你只能顺势而为，因为"得道多助，失道寡助"。

因此，只有"内功"，才能解决内运和内养的问题，而外因是可以通过内因而起变化的，这叫"有诸内者，必形诸外"。

一般的体育运动、健身、体操、柔体训练、外形瑜伽等，充其量只能起到外动的作用，不伤害"筋骨皮"就算万幸了，方法不当反而会伤及脏腑，消耗元气。

百米短跑训练场、马拉松赛场、篮球与排球训练场、挪威蛙王备战奥运会的泳池等，屡屡出现年轻人因激烈运动猝死的悲剧。

这就是《易筋经》所说的"凡讲外壮者，多失内养"。

近几年全国各地都出现了一群"暴走族"，行色匆匆、气喘吁吁、神色凝重、满脸通红，有些人刚吃完晚饭就这样暴走，还有些人暴走完之后再去大吃一顿，这哪里是健康运动？分明是"故意伤害身体"。

正确的运动，必须有一个正确、健康的导向，顺势而为是第一位的。

当然，我不反对大家参加健身锻炼，适当、适量、适时、适合自己的锻炼，对身体也是有益的，但它无法上升到"运"的层面，更加达不到"精气神"的调养这个深度，就连打通经络，一般的体育运动包括目前流行的时尚"外形瑜伽"都是不可能做到的，更谈不上什么"修身养性"了。

而传统瑜伽、中国古代导引术恰恰是对生命能量的保养和修复，只要你掌握了正确的方法，也能像新加坡的许哲居士一样长寿。虽然她60多岁才开始练习瑜伽，但她每天坚持，100多岁的时候，还在为七八十岁的老人做慈善工作，一直活到113岁，在世时被大家称为"100多岁的年轻人"。

"动作" 不代表瑜伽体式

大多数人会把瑜伽的体式叫作"动作""姿势"，问题就出在这儿。动作只是瑜伽体式的一种外在表现，一种眼睛看得见的外形，充其量只属于"动"。而瑜伽以及所有的传统功法，大部分的修炼方式是你的眼睛看不到的，它是一种内在的修炼，如此才能达到身心双调的目的。

太极拳也是如此，一次在和一位老人聊起腰腿病的时候，她说："我们这帮练太极拳的朋友，全都有腰腿病。"我问他们练了多长时间了，她说有四五年了。

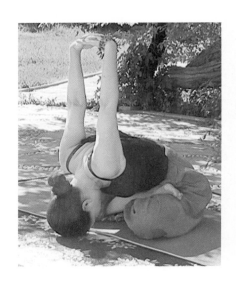

这就怪了，真正的太极，其功夫主要在腰腿上，应该强腰壮肾才对，结果练了半天，也只练了外形，腰腿功力不够，练了半天却变成"公园太极操"了。

一般的太极拳练得不对，恐怕还不至于受伤严重，这瑜伽练错了就不同了，不但无效，而且受伤的情况屡见不鲜。

为何要将体式练成"内功"

道理很简单，几千年传承下来的瑜伽修炼术，它本来就是"内功"，压根就不是"抻筋掰腿"的外形训练，因为"外形瑜伽"达不到内养、内调的效果。

试想，不练成内功，凭什么打通经络、宣导气血、防治疾病、扶正祛邪、修身养性呢？

我遇到过很多人，对自己目前的瑜伽练习感到困惑，总觉得心目中的瑜伽不应该是这样的，但是又说不清哪儿不对，也声称瑜伽练习应该达到身心合一、静心、消除疲劳、调节内分泌等作用，可是如果我问他们："你获得这种效果了吗？"回答往往是："没有！"

于是，有的人开始怀疑瑜伽本身的作用，还有的练了一年多的瑜伽，也只是得到了一个"身体比原来柔软一些"的结果而已。

其实，不是瑜伽本身在夸大其词，也不是瑜伽在骗你，而是你的练习方法出了问题。说实话，您练的那些根本就不是真正的瑜伽，很多人只是借用瑜伽的外形演绎形体训练而已，本质上不是真正的瑜伽，而自己却不知道。

不过，提到"内功"，也不必感到玄妙难解，我们不妨从基础入手，身体力行，渐渐地你就会领悟其中的内涵，并且感受到瑜伽带来的很多快乐和实际效果，而正确的瑜伽体式，不但不会受伤，还能帮助有伤病的人进行调治，是一个人人都可以受益的运动。

首先要搞清楚自己练习瑜伽的目的，我相信大多数人练习瑜伽的动机起码应该是健康吧？

既然我们练习瑜伽的前提是为了健康，那么只有把它练成"内功"才能达到这一目的，同时这也恰恰就是瑜伽练习不受伤的秘诀。

其实，这个所谓的"内功"如果就跟练而言一点都不玄，比柔体训练式的"外形瑜伽"简单得多，但是它难在大道心法、中医原理、瑜伽哲学内涵，就需要传统文化的根基和悟性了。

所谓"跟练"是指跟随有瑜伽内涵和功底的老师按整体套路练习。

既然是"功"，当然需要累积、修炼，才能逐渐产生功力和功效，毕竟内在功法"炼"的是精气神，修的是心，因此不能急功近利，更没有捷径可循。

"内功"的诀窍

◉ "四合一"原则——动形、调息、意守、放松

简单地总结几点实用性比较强的"诀窍"，只要把这几点融合到体式当中加以整体练习，坚持一段时间，一定会发现和感受到它跟"外形瑜伽"之间的巨大内在差异。

传统功法的修习，都会特别强调一个基本原则，就是动形、调息、意守的结合，还有一个重点就是放松的技巧。也就是说，在瑜伽导引术的练习当中，必须将动形、调息、意守、放松有机地融合在一起。

在这四点当中，我们唯一可以用眼睛看得到的只有"动形"。所以，很多人只完成了四分之一，甚至连动形完成的都不对（还受伤），就以为自己完成了瑜伽体式，当然只能适得其反。

我在公开讲座的时候，常常展示一个简单的体式，并且做上两遍，让大家来分辨哪一遍是正确的、哪一遍是错误的，大家几乎分辨不出对错。其实这里面的区别非常大，并不是他们眼拙，的确用眼睛难以分辨。因为，那三项——调息、意守和放松，是一种内在的感觉，只有练习者自己才可以体会到的感觉，如果不加以说明，从外形上是看不出来的，这就是导引术中的"用意不用力"和"以静制动"的道理。

（1）学会正确的喘气方式——调息

调息在瑜伽的整个系统当中至关重要，可以说，没有调息就没有瑜伽和导引术的存在。为什么？因为我们平时的呼吸都是无序的，用瑜伽的专业术语来讲就叫"紊乱的气"，用中医的说法就叫"百病生于气也"。这也正是影响人类健康和寿命的重要原因。

因此，在瑜伽当中，只有结合了调息的体式，才能以气的形式来"按摩"

人体的内脏和打通经脉、导引气血，这在道家叫作"浴身"，虽然不用水，但是可以通过真气、气血洁净体内环境，打通经络，这和瑜伽的"洁净"是一个意思。

建议初学瑜伽的您，最好不要一上来就把眼睛盯在漂亮的姿势上，把自己的呼吸调整过来是关键。先从腹式呼吸开始练习。

调息比外形动作更重要，瑜伽所有的动功、静功都离不开它。

记住：瑜伽不涉及粗重的呼吸，要注意均匀而自然的呼吸。

【腹式呼吸】

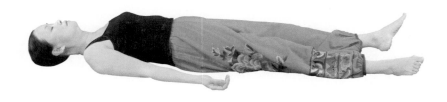

说到腹式呼吸，大家马上就会意识到要"鼓肚子"，于是练习的时候往往会显得紧张而刻意，这反而会影响呼吸的质量。

> **提示**
>
> 请注意：刚开始练习时，最好是平躺（如图）着练习，全身容易放松。不要过分追求气量，方法正确、舒服就行，尽量以肚皮不出现抖动为宜。不要太急促，关键是均匀。在呼与吸之间做短暂停顿，每次呼气时，尽量把气呼尽以后再开始吸气，不要憋气，以舒服为度。
>
> 很多人躺着练习腹式呼吸或许还行，一旦融入体式以后就不知所措了。其实，配合体式的呼吸更简单、更自然，这就好比你在伸懒腰的同时，自然就会深吸气，你不会一边使劲儿伸懒腰，一边呼气。
>
> 练习体式也一样，记住"以形引气"就行了，大脑只是在帮助身体"检查"一下，这"气"有没有沉下去就可以了，不要把"气"吊在上面，这一点是关键，不要过分关注气息量的大小。

其实有一个很简单的方法，闭上眼睛，想象你陶醉在清新、淡雅的花香之中，用鼻子缓缓地、轻柔地享受着这些沁人心脾的清香（不是刺鼻的花香）。这时你会发现，小腹是自然、轻松地鼓起的，而不是你刻意费力隆起的，至于肚子鼓多大并不重要，也不要人为地鼓肚子加大"气量"，只要把气"闻"（吸）到位就对了，至于气量，是随着锻炼慢慢增大的，练习腹式呼吸也不可急功近利。

（2）意守——心中有"靶"

谈到意守，讲一个笑话：有一位朋友，她是一位中医主任医师，之前曾经练习过瑜伽。她说一直对瑜伽中的"意守"有点二乎，原因是有一位教练让大家在做某一个姿势的同时，要求将自己身体的疾病想一遍（比如胃溃疡、高血压、糖尿病、关节炎等），然后边做动作边想象着"这些疾病全都消失了"。

或许这里面有什么玄机，我不得而知。而我认为，意守和动形应该是身心合一的。简单地说，就是"把注意力集中在练习时身体所产生的感觉上"，就是用心去体验功法给你带来的感觉，心到则神到，而中医认为"神能驭气"，心神散乱的人，气机必将紊乱，这就是中医和瑜伽的系统性、哲学观。

瑜伽是要用"心"练的，此时的大脑要随顺你的身体，协同身体去完成体式。也就是说，身体是行动者，而让大脑成为觉察者，而不是身体在做动作，脑子去想别的什么病呀、痛呀的，这就使得身心不能合一，那叫妄心、妄念，瑜伽认为：人类烦恼的根源就是"人心向外"，上面那位教练的方法显然跟"瑜伽"是相悖的。

无论用什么方法锻炼，只要使你身心分离，就一定不会产生好的效果，练瑜伽、调理身体、修心都是如此，这是原则。

比如，古人讲究"食不语"，因为吃饭时整个消化过程需要气血去完成，而你吃饭时说话、看电视、看书、思考问题等，势必要将气血分散。久之，轻则消化系统出问题，重则代谢紊乱、内分泌失调。

再比如，很多便秘的人有一个不良习惯，就是坐在马桶上看书。道理也是一样，气血往脑部集结，用于排泄功能的气血就减少了，神就不能驾驭气机了，这又是生病的一个原因。相反，在道家功法当中有一个很好的固肾方法，就是在小解的时候练习固齿、收肾，这些都是为了防止中气下陷、肾气不固。

瑜伽功法练的就是"闲心而劳形"，结果你又反了，心怎么也"闲"不下来，练功还想着这病那痛的，岂不是佛教所说的"头上安头"了吗？因此，意守就是教我们学会"身心合一"的，在佛教中叫作"当下"，在瑜伽叫"自觉"。

意守用在瑜伽体式当中，就是练习"当下"，就是让你把注意力集中在身体感觉最强的部位，去自然体会它给你带来的内在感受，随着功力的增强，你就会渐渐地体会到体内气血涌动、回流的感觉。但依旧要自然体会，不可执着。

【功法举例：竖腿功】

竖腿功在勾脚尖的时候，膀胱经一定会有感觉，每个人的感觉不一定完全一样，有人感觉酸胀，有人会痛，有人则感觉脚心凉飕飕的，还有人却觉得热乎乎的，你就去体会当下的这种感觉就好了。

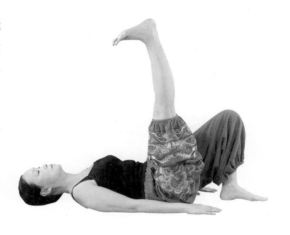

当你放下腿的时候，要注意保持住勾脚尖的姿势，缓缓地放下，然后彻底放松。

这时有些人就会有明显的气血涌动感，一股气流在冲击膀胱经，还有脚跟、脚掌。这样就能起到进一步打通肾经的作用。

如果你刚开始练习的时候没有这样的感觉，也不要着急，因为你的气脉还没有通，不必去追求这样的感觉，顺其自然，你只做你该做的，经络能不能打通、什么时候打通是身体的事，你只是自己身体的观察者，这就是瑜伽体式的"意守"方法。

韩国有一位射箭运动员，视力还不到0.1，却多次获得世界冠军，靠的是什么？不是大脑、眼睛和手，靠的是心，他是"心中有靶"。同样，瑜伽体式的练习也要做到"心中有靶"，练功方可有效。

（3）练瑜伽，要学会放松

我说"学会放松"，你大概会说，放松有什么难的，还要学？你还别自以为是，现在太多的人不会放松，即使大脑认为自己放松了，其实差得远呢，因为潜意识还在紧张，而你却没有意识到、觉察到而已。

在我国的传统功法中非常讲究放松，叫作"松而不懈"，而瑜伽则讲究"极限上放松"，或者叫"既警醒又放松"。你看，要不说瑜伽是哲学呢！这是不是阴阳对立统一？练功就得与道相应，否则就会"无功而返"。

这种特殊的放松感妙不可言，它不仅可以消除因淤滞而积在体内的毒素，而且还能够激活身体的自愈功能。

有人说，在练习瑜伽时"犹如两个自己在打架，是咬着牙坚持下来的"。这是因为不懂正确的放松方式造成的。有位印度瑜伽大师说得好："不要咬紧牙关，否则你也会'咬紧'你的大脑。若身体太僵硬，心灵也会变得太刻板。"而"外形瑜伽"不正是常常必须让人咬紧牙关吗？可见他们看上去外形柔软，其实不是以柔克刚，而是大脑强制性的假柔真硬，这就不是太极图和中医所展现出来的"一元论"了，变成"二元对立"了，就是《黄帝内经》所说的"阴阳分离乃亡"之相了。你想，岂有不受伤的道理呢？而且不只是外伤，一定还有耗散精血的内伤。所谓"心灵变得刻板"就是指缺乏悟性，可见它所带来的身心的双重滞障。

我们就以"双腿背部伸展式"为例说明。

【功法举例：双腿背部伸展式】

很多人误把这个功法当成压腿练习，是非常错误的。

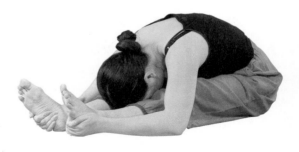

正确的方法是，当你身体向前并且到了极限时，绝不要用力压腿，恰恰是要去逐节检查身体的肌肉、关节是否放松，并且慢慢地、一点一点地放松，直至整个身心放松。

只有在放松的状态下，你才能如愿以偿地使气血涌动起来，并且集中这部分气血去打通你想打通的那条经络，这样才能起到导引气血的作用。

假使你像练习形体（舞蹈、体操、柔体训练等）那样练习瑜伽体式，一定会使肌肉紧张，身体和大脑都很僵硬、刻板，这时的气血，就会在被锁死的状态下受到挤压，最终结果只能是产生乳酸，非但不可能打通经络，反而会增加身体的淤滞不通和气血的损耗。这是跟自己较劲儿，是在跟自个儿过不去，当然也就形成了"犹如两个自己在打架"，这样的瑜伽当然难以坚持，更谈不上实际效果，而且受伤也是必然的。

如果从表面看上去，真假瑜伽在外形上似乎并没有什么区别，但内在的本质和功能是完全不同的，所以要学会"透过现象看本质"，本质是内功。因此，瑜伽练习不能光靠模仿动作。

对初学者和身体僵硬的人来说，放松往往比较困难，但不用着急，一点点地松，"松"也不可以强求，也要做到大脑随顺自己的身体。

调息、意守、放松合在一块儿练习，不仅调身，而且调心。

动形、调息、意守、放松这"四合一"不是分别进行的，而是和谐统一的，必须自己用心体会。

◎ 体式练习的三大要素

（1）内力练习——"得寸进寸"，而不要"得寸进尺"

有人把内力称为"扩展"，这在体式练习中也非常重要，它不是一种爆发力，而是一种内力，你会感觉到你的骨骼、肌肉、神经，一直到皮肤都变得很有弹性。

有些人练习瑜伽一段时间后，发现自己长个儿了，其实，不是真的长个儿，因为脊椎的每一个骨节，都有一个椎间盘，它就像一个个气垫一样，人年龄大了以后发现自己缩个儿了，原因就是气血不足了，"垫子"老化了，压扁了，没有弹性了。而我们通过瑜伽特定功法的训练，能够把气血注入进去，使得每一个椎间盘都像充满了气的垫子，当这么多的"气垫"都被撑起来以后，人自然就被拔高了。其实，这就相当于《易筋经》中"拔骨"的原理。

要想达到这样的效果，蛮力是不行的，那样只能抻拉你的韧带，而且反弹很快。真正的瑜伽导引法是用一种内力，配合动形、调息、意守与放松一起来打通经络，将气血导引过去滋养它，我称这种扩展为"得寸进寸"。

【功法举例：三角伸展式】

1 这个功法，在两手平举后，缓缓地深吸气，在内悬息（将气息沉下去不呼）的情况下，随着一呼一吸慢慢地向两端扩展你的双臂，从心脏到肩膀，再到手指尖所有的骨节（包括肌肉、血管、皮肤等）都在向外伸展，最后把肩膀向下锁住。这时，你会感到手臂的多条经络，尤其是整条心经、小肠经有非常明显的酸胀感，有气灌指尖的感觉，有人还会很麻或者很痛，通过这个功法你还能发现自己的心血管问题。这时如果你的手臂无感，就证明你在做操，不是在练瑜伽。另外，我还发现有一些寒气凝滞比较严重的人，刚开始练习时也会出现手臂无感。

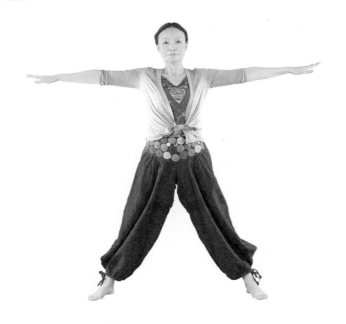

> **提示**
>
> ① 练习时要调整好呼吸，然后在侧弯的状态下继续向上、向下扩展你的两臂，并且在极限上做轻柔的、均匀的腹式呼吸。
>
> ② 不要追求侧弯的幅度有多大，而是要牵拉你的肝胆经。如果你非要显示你的侧弯幅度的话，就错过锻炼肝胆经的机会了。

2 一边呼气，一边将你的身体从腰部侧弯。这个时候，随着你的调息和扩展，两胁有明显的鼓荡感，身体正好在以"气"的方式按摩和疏通你的肝胆经、带脉以及内脏。

3 收功以后，一定要闭上眼睛，全身从头到脚逐节放松，调整呼吸，意守和观察体内气血回流的感觉。记住，只是观察和体会，不是寻求。

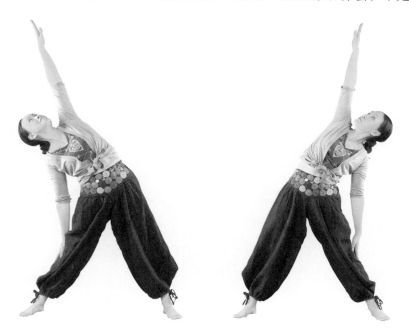

动形配合"内力"，会使得气血在体内产生一种特殊的阻力，形成"蓄势待发"的状态，再随着调息和身体的放松，气血便会形成一股强大的冲击力，这才是瑜伽"导引"的魅力和修炼体式的目的。也只有这样才能达到导引的六大功用：平衡阴阳、调和气血、疏通经络、培育真气、扶正祛邪、强筋健骨。

（2）缓慢而步骤分明地进行

一旦掌握了前面的方法，"缓慢"也就不难理解了，因为你需要足够的时间和空间去享受体式给你带来的内在感觉。"缓慢"是自然形成的，它不是一种刻板的等待，不应为了缓慢而缓慢。

我曾经见过一位印度瑜伽教练，在他引领的一个半小时时间内，所有的体式都在极限上刻板地等待 3 分钟左右的时间，这种等待对练习者来说无疑是一种消耗。

一定要记住，是身体去完成体式，大脑只是在观察和配合。也就是说，不是大脑要求身体"缓慢"，而是因为此时此刻，气血在身体里冲击也好，流动也好，鼓荡也好，它需要一个自然的过程，你不要去人为地打乱这种"自然程序"，也不要刻板地等待，这就是一种"身心合一"的状态。

（3）不要盲目追求高难度动作

在瑜伽练习当中，不可刻意追求高难度动作，这会事与愿违。

其实，瑜伽体式的种类再多，无非都是基础体式的"变形"而已，千万不要以为越是高难度的动作效果会越好，把腿挂在脖子上说明不了什么问题，充其量像杂技而已，对身心健康、打通经络、导引气血没有什么意义，一定要随顺自然、水到渠成。

根据我的体会和教学经验，一些基础体式恰恰是"万能功法"。

相同的动形随着不同的调息方式、意守范围、扩展方位和收放技巧，可以产生不同的功效，这种效果甚是奇妙。因此，基础体式才是"根"。

所谓"有诸内者，必形诸外"，只有内在的改变，才会有外在的表现；只有"形与神俱"才能达至"身心合一"的平衡、和谐状态，这也正是瑜伽所追求的目标，同时也是我们练习瑜伽所希望达到的目的。

小视频：瑜伽、导引术与体育运动的区别

三

瑜伽——天然的"整脊术"

脊椎病变可引发 100 多种疾病

手术不是"万灵丹"

瑜伽是天然的"整脊术"

椎间盘突出的治本秘诀——易筋、易骨

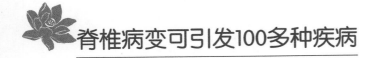

脊椎病变可引发100多种疾病

脊椎的健康问题，对于现代人来说，再怎么强调都不为过，甚至到了应该呼吁大家"关爱脊椎"的时候。

为什么？

因为脊椎病变可以引发100多种相关疾病，它所带来的危害绝不仅仅是腰酸背痛、脖子不舒服的问题，它可以累及神经、内分泌以及各个脏腑，引发失眠、烦躁、多动、偏头痛、视力减退、记忆力减退、心慌、血压升高、肥胖症、多汗、月经不调、腹泻、便秘、脸上长痘痘等，甚至引发莫名的紧张、抑郁等心理问题。总之，它是"牵一发而动全身"。

最需引起注意的是，一旦引发连带疾病，非常容易造成误诊，错误诊断必然导致错误治疗，"头疼医头，脚疼医脚"，而延误治疗，终致大病。

说实话，现在几乎很难找到一个脊椎完全健康的成年人。不仅如此，脊椎病变越来越年轻化。有报道称骨科医生发现有一个8岁的小学生已经患上颈椎病。难怪有人感叹："现在想要找到一个脊椎健康的成年人，比找到大熊猫还难。"

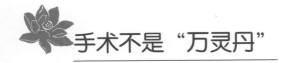

手术不是"万灵丹"

◉ 椎间盘突出

有一位小兄弟，我们多年不见，有一次在羽毛球场看到他在打球，总觉得他抬头看球的时候，脖子有些强直，依我对脊椎的敏感，一下就看出这人有颈椎病。

过了几天，碰巧在一家餐馆又见到了他，看到我以后，他把同来用餐的朋友都撇到了一边，跑过来问我关于颈椎的问题。他说自己才30多岁，就在医生的"劝"和"吓"之下，花了8万块钱换了一个德国钛合金的"椎间盘"。手术前胳膊有时会发麻，现在除了胳膊照样发麻，连腿也开始发麻了（腰椎也开始出现问题了）。

术前，他唯一的要求就是术后必须能打羽毛球，医生也承诺了，可是术后问题似乎更加严重了，这时医生又告诫他放弃羽毛球。

他问我有什么好办法，我跟他开玩笑说："我没有办法把气血导入你的钛合金里。"我反问他："现在腿发麻，你是不是又打算换腰椎间盘呢？你总不能把所有的椎间盘都挨个地给换了吧？你才30多岁的人啊！"

椎间盘突出的原因有两种：一种是"待不住"，不稳固就会时不时地滑脱；另一种就是退化，打一个简单的比方，就是本应该像气垫一样膨起的椎间盘被"压扁"了、"干瘪"了，受到挤压后，突出来的部分就会压迫脊神经，有时候骨科医生可能就会把它周围突出的部分"切掉"，如果这个"垫片"（椎间盘）已经变薄，医生又会将它像破损零件一样取出来，用钛合金之类的"人造椎间盘"替换掉。

可是，中医认为人是活的，出现这样的问题，往往是因为椎间盘以及周围的软组织长期缺少气血的滋养造成的。气血是细胞的粮食，而输送"粮食"的通道就是经络，如果经络不通，气血就无法进入椎间盘，椎间盘就会因缺少气血和养分而老化变形。

所以，当务之急是打通经络、导引气血去滋养它，它"吃"饱"喝"足了，自然就恢复弹性和活力了。

其实，椎间盘突出只是"果"，我们常常忽略了它的"因"：

如果后背的肌肉没有力量、脊柱两侧的大筋（相当于固定脊柱的两根缆绳）失去张力、弹性和韧劲，整个骨架就难以保持平衡。

如果经络不通、血管没有弹性、血液循环不畅，脊椎就得不到气血的滋养。

如果长期保持"退化"的姿势，长期不运动，或者长期坚持不恰当的运动……试问：其他的椎间盘是否也会突出？您有没有可能让它们集体"下岗"？

因此，中医不讲"椎间盘"，讲"诸筋者皆属于节"；讲"肾主骨""肝生筋"；讲经络、气血；《黄帝内经》讲"骨正筋柔，气血以流"。当你调正了脊柱，让你的经筋变得有弹性，再加上与之相关的经络通畅了，气血充足了，椎间盘自然就会得到保养和修复了，因为它不是机器上的零部件，而是活人身上的一个"活物"。没到七老八十的时候，我们人体还有能量修复它，何必非得换上异物？过度治疗的危害不得不三思。

◉ 骨质增生、骨刺

再说说骨质增生，有的人一旦出现骨质增生（俗称的"骨刺"），就会想到把它割掉，以为这就可以一了百了。其实你割掉它还会长，像韭菜一样，你割一茬它还会长一茬。

医生在临床中发现，有些人长了比较多的骨刺，而他自己并没有多大的疼痛感，相反有些人并不严重，却疼得难以忍受或者手臂经常发麻、发木。为什么？因为骨刺生长的位置不同，有的骨刺压迫到了神经，就是我们俗话说的"寸劲儿"，所以就会感觉严重了。

其实骨刺没有你想象的那么坚硬，而且随着年龄的增加、人体的老化，多数人都会出现不同程度的骨质增生，就像人老了，皮肤难免长出皱纹一样，因此最好的办法就是软化它，而不是一茬茬地"割"下去。

传统中医有一个说法非常好，叫"带病延年"，这也是一种和谐，一种良好的心态，世界上未必都是"你死我活"的对立关系。

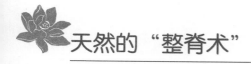

天然的"整脊术"

十几年前，我由于工作忙，而且经常低头写东西，比较疲劳。有一天，突然间天旋地转、呕吐不止、睁不开眼，最后昏倒在地，被送往医院，结果被误诊为"梅尼埃综合征"。整整延误了四五天，几乎完全睁不开眼睛，头和脖子也动不了，真的可以用"可怕之极"来形容。

四五天后经北京一家著名的中医院检查，才发现是颈椎最危险的部位——寰枢椎出现了偏位，压迫了颈动脉和脊神经而引发的结果。这是非常危险的一种颈椎病，因为这个地方是负责转头的"轴承"，而且还是颈椎和颅脑的连接点，由于位置靠上，就连检查的时候拍片子都与众不同，要张大嘴巴拍一张"开口位"的片子才能检查出来。

虽然医生给我做了正骨复位，但是在复位后的一个月时间里，看东西常常都是重影的，甚至像喝醉酒一样走"醉步"，整个人是飘的。

医生要求我卧床，而且戴上了"脖套"。我问医生有什么办法可以使我不再复发，医生非常坚定地回答我："没有根治的办法，一定还会复发。你看……"我顺着他手指的方向看过去，病房里一大片吊着脖子做颈椎牵引的人，还有几个竟然是穿着校服的中学生。接着，他叮嘱我平常不要猛起、不要疲劳、不要着凉、不要紧张、不要……

我打断他的话："得！您干脆给我根拐杖，我就八十（岁）了。"并顺口给了他一句："你没办法，我有办法。"

谁知最后无心说出的这句话，结果真的变成了现实。

回来后，心想：总是这么被动地躺着也不是个事呀，难道颈椎病躺在床上一两个月就能躺好啦？越想越着急，越躺越"绝望"（那可怕的昏倒一幕，足足让我紧张了很多年）。

于是，等过了急性期后，我慢慢下床，在晕晕乎乎、晃晃荡荡中开始了瑜伽"康复训练"，开始时只练习一两个最简单的瑜伽功法。十几年过去了，终于打破了那位医生的"预言"，连过去经常落枕的毛病也渐渐消失了。

因此，早在很多年前我就把瑜伽功法称为"天然的整脊术"，并且开始研究起它来。

◉ 肩颈功——颈椎病的康复疗法

肩颈功就是我当年用来做康复治疗时最初的"整脊疗法"。在颈椎病发作期，不适合做过多的瑜伽功法，不妨试试这个功法。

肩颈功分为"肩肘功"和"颈功"两个部分：第一部分是肩肘的转动，第二部分是颈部练习。

肩颈功是一个久经考验的"万能功法"，它可以用于很多疾病的预防和调养。比如颈功部分，它可以疏通颈部的胆经、三焦经，对偏头痛有非常好的调治效果；由于它可以轻柔地按摩和梳理颈动脉上的"压力感受器"，对于防止颈动脉斑块的形成有很好的预防作用，因此有助于调节和稳定血压；它还可以促进颈部淋巴的回流，帮助排除体内的毒素，增强免疫功能等。

肩肘功部分的开合练习，不仅可以增强心肺功能，而且当你用内力练习的时候，既可以调顺身体的气机，还可以通过肩膀的向后挤压来刺激后背。被你挤压的部位不仅有很多重要的穴位，关键是那个地方在咱们中国的传统导引术看来，是一个相当关键的"夹脊关"。要想打通督脉必须通"三关"——尾闾关、夹脊关、玉枕关，而肩肘功和颈功合在一块儿练习，有助于通两关——夹脊关和玉枕关。但前提是练习方法要正确，需要内力、放松和调息等的配合才能"通关"，而不是转动转动肩膀和头部的外形动作。

练习这个功法最常见的错误，就是被所有人当成转脖子和转膀子的活动。这就完全失去了功法的意义，也不能取得功效，因为这是当成了外形运动，而没有"内功"。

【肩颈功】

1 在做肩肘转动的时候，要放松手腕和手指，把力道使在肩关节的转动和胸部的开合上。动作要慢，上下左右尽量开合到你的极限。肘部打开（开胸）时缓缓地吸气，合拢（含胸）时缓缓地呼气。初次练习的朋友，一定会感到肩膀、脖子很酸，这说明气血正被导引过来，必须有一个疏通的过程。

2 做颈部练习时，十指在背后相扣，手臂放松，无论向那个方向拉伸，都是先吸气，呼气的时候缓缓地拉伸。注意：刺激点始终在颈椎上。一边拉伸一边慢慢地放松全身，保持轻柔的呼吸，可以闭目体会不同部位自动牵引的感觉。

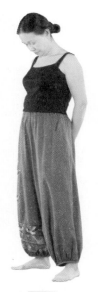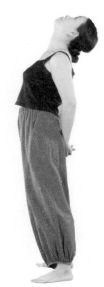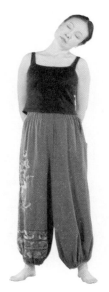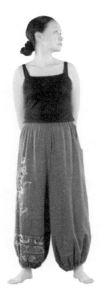

提示

① 练习颈功时，一定要非常慢，到了极限必须彻底放松，闭目静静地呼吸。

② 注意：是由头的重力在自动地牵引，而不是人为地用力抻拉你的脖子。

③ 千万不要做 360 度转头动作，这容易导致椎体滑脱。

椎间盘突出的治本秘诀——易筋、易骨

说到腰椎，现在很多人腰椎退化的速度越来越快，我自己也不例外。30岁刚出头的时候，就曾经发生了几次严重的腰椎病，比颈椎病史还要长，几次急性发作，到什么程度？只能卧床，连翻身都困难，甚至脚跟都无法着地，疼痛一直放射到整个骨盆和大腿，按摩、针灸、牵引、贴膏药，一律不起作用，连缓解都做不到。

说白了，这个阶段的病人跟丧失劳动力的人没有任何区别。出差的机票订好了，也动弹不了，只能干着急。这会儿，大概只能躺在那里反思——什么才是"革命"的本钱了。

我之所以钟爱"古易筋经"和"瑜伽导引法"，并且强调易筋、易骨的"伟大"之处，还真不是空谈理论，因为它实实在在地调节了我自己和很多学生的腰椎间盘突出问题，使我们可以离开那张令人痛苦的"牵引床"。

说实在的，要想这类毛病不再复发，还真不是吃药、打针、按摩、贴膏药的事，被动治疗顶多只能缓解你的某些症状，很难改变你筋骨的"质量"，用我们的话来说，它很难解决"通"和"运"的问题。

怎么才能使筋骨发生质变呢？

就是"易筋、易骨"，所谓"易"就是变化、改变的意思。治标，它可以纠其形；治本，就是东方修炼术的"独门秘籍"了。

何以治本呢？

经络、气脉不通就是得病的根源，要想治本，就得打开通道，把气血引过去滋养它、激活它。

如同浇花，如果花木离开了水和养分，自然就会干枯、发黄，直至枯萎、凋零、死亡。这筋骨、椎间盘也是同样的道理，离开了气血的灌溉、滋养，椎间盘也罢，关节也罢，就得干瘪、老化、突出、增生、磨损、滑脱，就像花儿一样萎缩、凋谢、脱落。

导引术所起的作用就不同了，无论是中国的导引术，还是瑜伽传统修炼术中的动功、体式，大多都是围绕腰椎这一部分进行的，它的轴心和着力点始终是生命之本——肾，而"腰为肾之府"，督脉是人体"精、气、神"的气化通道（瑜伽叫"中经"），是人体的生命线，过去称它为"龙骨"真是太形象不过了。因此，激活了这条"生命线"，就相当于打开了"生命之门"，激活了生命的能源。

要想健康，你就必须主动地做一些该做的事，不要干等着这些资源枯竭。

其实，中医的"六大技法"本无好坏之分，只是用在不同的地方，各有强弱，无非是白猫、黑猫而已。用在筋骨的调理、养护上，导引术（包括瑜伽导引法）就是一只好"猫"。

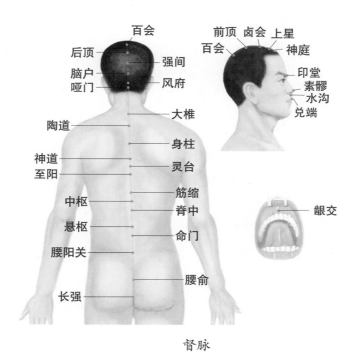

督脉

不论是腰椎，还是颈椎、胸椎、骶椎、尾椎，包括它周围的神经、血管，还有颈椎旁边的两根"天柱"等，在中医看来都归属于经筋，而《黄帝内经》强调"骨正筋柔，气血以流"。

怎么才能"骨正筋柔"呢？当然不能依靠吃药、打针，或年纪轻轻就置换椎间盘。

调治筋骨最佳的方法莫过于导引术，其中尤以易筋经为最佳。

同样，瑜伽体式的出现，本身就是为了帮助人类在站起来以后为脊柱的退化寻找到一种有效的调节方法，来恢复身体本有的"原始动因"。

因此，我把这两者结合成为"瑜伽导引法"，取长补短，效果更佳。

从这根"龙骨"可以看出，人体的脊柱不是一根直溜溜的柱子，而是由一节节的脊椎连接而成的，并且有规律地弯曲，这叫"生理曲线"。现在有很多人正是因为这样的生理曲线渐渐消失，所以脊椎的各种疾病就接踵而来了。因此，保持这样的生理曲线至为重要。也就是说，我们如果按照《黄帝内经》的原理去推论，保护好了这个"曲线"，也就保护好了脊椎的柔韧和弹性，同时也就意味着你可以达到或者接近"骨正筋柔"了，一旦骨正筋柔，也就有助于"气血以流"了。一个人如果气脉畅通无阻了，自然就不会生病，最后的好处自然就是"常有天命"了。

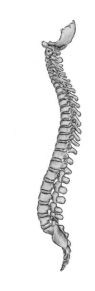

怎么才能达到这样的目的呢？

请问吃药、打针、开刀，或者整天坐着、躺着、在跑步机上跑、散步、暴走等，能解决生理曲线的问题吗？答案是"不能"。说实话，只有"易筋经"和"瑜伽导引法"能解决这个问题，因为它们的动功部分，主要目的就是在调节人体筋骨的同时，以养"精气神"，它们都强调心法与身法的结合（易筋经叫作"易筋"和"洗髓"结合）。

◉ 椎间盘突出的"简易方"

不要以为只有难度高的动作、姿势才能获得好的效果，其实恰恰相反。不用多讲，运动员就是最好的说明，体操运动员谁没有伤病？

脊椎的整体保养很重要，治疗腰椎间盘突出也不要单纯死盯着那个突出的椎间盘，这相互之间是有连带关系的，一个椎间盘出了问题，意味着你整个的脊柱都好不到哪儿去，所以要考虑到它的整体性，锻炼也是如此。

即使是腰椎病比较严重的病人，在治疗的同时，也可以进行一些"瑜伽导引法"的自我保养和自我理疗。这也是一种很有效的康复疗法，而且很多功法非常简单，练习起来还很舒服，比外部的按摩理疗还更加深入，你可以根据自己的身体情况，由浅入深慢慢地锻炼，这就是瑜伽带给我们的一大优势。瑜伽的功法非常丰富，然而选择适合自己的才是最重要的。

比如，你是一个正在卧床治疗的腰椎病患者，不想被动地等待，但又不能盲目地乱动，怎么办？好办，给您开一副"瑜伽简易方"——狗伸展放松功 + 婴儿功。

【狗伸展放松功】

* 这个功法无任何副作用，方法也很简单，你只需要在这个体式上均匀地呼吸、慢慢地放松，就可以了。趴上一会儿以后，累了，就可以俯卧休息，一侧耳朵贴地，闭目放松。

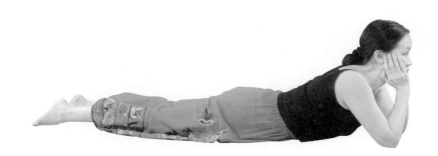

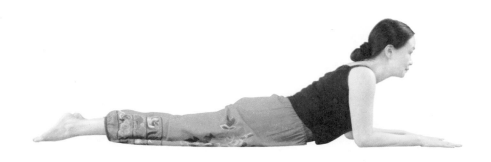

它不仅可以反向拉伸脊柱，有助于矫正我们的生理曲线，使你紧张的筋骨放松下来，还能使椎间盘和筋膜富有弹性，使脊神经得到充分的血液滋养。

【婴儿功】

1. 在练习婴儿功的时候，要注意在极限上放松，保持呼吸。

2. 起身时，用双手推地，同时有一种用头顶带动颈椎"拱出去"的感觉。

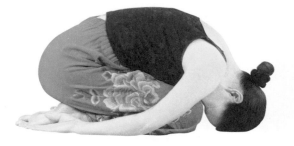

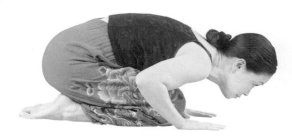

3 最后，跪坐、闭目放松，调整呼吸，让后背的气血充分回流。

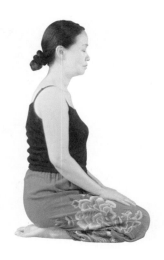

　　往往在发病这个阶段，医生定会嘱咐你：别乱动，要静养。我始终认为，静养并不代表被动傻等，而这两个功法，就相当于主动式的静养，对腰椎病的人来说，就是一组"静养功"，既养又调。

　　如果你的身体能够很顺利地使用这两味"药"的话，就可以再添加一个梳理、调和气血的"摇摆功"了。

　　这个功法虽简单，功效却了不起，我把它比作中药方里的"甘草"，甘草有"十方九草"之美誉，大量用于临床配方，它既能解毒、调和药性，又能"泻有余，补不足"，还有通阳气的作用。

【摇摆功】

❀ 每次重复前后摇摆9个来回，注意力集中在后背脊柱周围，体会一节一节按摩脊椎关节的感觉。

然后坐起，闭目放松，调整呼吸，气血在后背回流，后背会有暖融融的感觉。

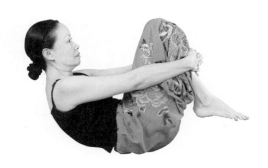

摇摆功，又名祛风式、暖脊功，其实这两个别称更加确切。在练习的时候，要用一点内力把背部宣开，这在导引术中称为"拔背"，目的是开脊、通督脉，并且通过拔背加摇摆的练习，便于打开膀胱经上的诸多背俞穴和夹脊穴，通过这些穴位再把气血以及良性刺激传导至各个脏腑。

降低难度练习法

如果抱住小腿有困难，可以十指交叉抱住大腿，摆动小腿，用惯性前后摆动。但要保持拔背。

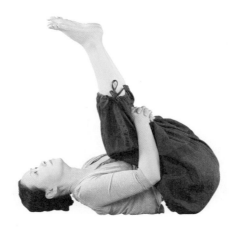

这个功法不要在床上练习，也不要直接在地板上练习，最好在瑜伽垫上或者垫一层毛毯在地板上练习，这样脊椎才能受到良性刺激。

瑜伽 "整脊术" 使她摆脱了恼人的失眠

　　我的一位学生，经常落枕，脖子长期发僵，转动不灵活。失眠严重到什么程度？晚上一到睡觉前，就产生"睡眠恐惧症"，因为她不仅仅是睡不着觉，而且每到失眠时，就会出现极度的焦虑和心神不宁……

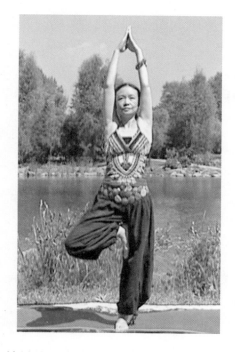

　　我让她开始练习一套简单的"日常调理功法"，开始的时候，身体僵硬得难以想象，我一直鼓励她："瑜伽体式的锻炼，是为了内在的调理，不是为了展示外形，好不好看不重要，咱们不跟别人比'造型'，只跟自己比效果，今天的自己比昨天好了一点，就叫成功。"

　　结果才一个月左右的时间，她不但颈椎不疼了，头也正了，身体也越来越灵活了，而且感到思维敏捷了，最关键的是困扰她多年的顽固性失眠也随之慢慢消失了。刚开始的时候，由于紧张、担忧，还会时不时地醒来，后来她心想，与其醒来后胡思乱想，不如躺在那儿练习腹式呼吸，结果这招太妙了，练着练着她就睡着了。她说现在白天的工作效率也提高了，心情也好了，有时候还不知不觉地哼哼小调。

　　这就是身心双调的原理，可见瑜伽功法除了正规的修炼以外，还是可以随时随地运用到生活中去的。

【饮食调理】

板栗银杏粥

做法：将银杏去心，与板栗、糯米一起放入砂锅熬粥。

板栗在《黄帝内经》中被称为"肾之果"，是固肾佳品。我们的脊柱和肾气有很大关系，因为"肾主骨"，只有肾气充足，筋骨才会强健。

银杏，又称白果。除了入肺经以外，还有固肾健脑的作用。但一个人每天食用不要超过10粒。

小视频：瑜伽整脊术（江苏卫视《万家灯火》栏目讲座视频）

四

打开胸部气机，通体皆安

小心你的胸部"塌陷"

有一次，我在北方的一所大学校园里观察过往的学生，惊奇地发现一种带有共性的体型——"窝胸型"，或者叫"括弧型"，其特点为：扣肩窝胸，肩头冲前，肩胛骨向后凸起，胸部凹陷，脑袋远远地伸向身体前方（后脑勺和后背不在一条线上）。

这样的体型似乎并没有引起太多人的注意。为人父母的爱子之心自然不必言说，无人怀疑他们的舐犊情深，从小到大为了孩子的健康成长不可不谓用尽心思，今天补钙，明天补锌，后天补蛋白质、维生素，什么鸡鱼肉蛋奶、营养保健品等，能花的心思恐怕都花了，目的都是希望孩子有朝一日成为栋梁之材。但是，不知道有几位家长认真关注过孩子成才之前，是否先成"材"的问题。可以毫不夸张地说，这样的"身材"后患无穷。

我们现在的生活方式使得很多人经常处于凹胸塌背的状态，长期窝胸学习、工作等，对学生在发育期的身心影响很大，而且是潜移默化的、深远的影响。

《黄帝内经》告诉我们："背者，胸中之府，背曲肩随，府将坏矣。"

肩背是构成胸腔的主要支柱，如果长期背部弯曲、含胸扣肩，就会影响整个身体的气机运行。

很要命的是，现在的学生常年把自己的"胸中之府"，也就是五脏六腑的"房子"挤压得可怜，年纪轻轻就出现心慌气短、胸中憋闷、肩背疼痛的情况，甚至影响了很多女孩子的乳房发育，以及男孩子的"汉子气"。

再看，久坐办公室的人、经常用电脑

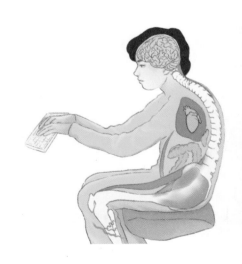

的人、开车的人、窝在沙发里看电视的人、打麻将的人，整天含胸塌背，再加上久坐不动，使得肌肉松懈、呼吸轻浅、气脉不通、血液及淋巴液回流不畅，造成身体代谢功能障碍、痰湿壅塞，甚至肝气郁滞等。最终，很多疾病都会自动登门。

有一位中医专家就曾强调："长期不良的姿势、污浊的空气、轻浅而质量不佳的呼吸，会导致我们的机体出现慢性隐性缺氧。这些因素对糖尿病、冠心病、高脂血症、痛风等无疑都会起到催生作用。"

我曾经遇到过一位二十出头的女大学生，学电视制作的，整天待在电脑前。她说自己颈椎不好，让我给她看看。

一看体型，就是这种"窝胸型"，尤其是整个胸椎区域，形成一个突出的括弧形。我用勺子在她的脊柱上轻轻刮了几下，立刻出现很多紫黑色的痧和血疱。不夸张地说整个脊柱真是七扭八斜的，颈椎和胸椎的两侧全是一块块很硬的结节。

我问她是不是有胸闷的现象，她说经常觉得上不来气。上高中的时候学校组织去爬山，她就出现过心脏要停跳的感觉，脸色煞白，倒在地上，老师、同学都吓得够呛。到医院检查并未发现心脏问题，但是她自己常常感到身体很糟糕，有气无力、心胸憋闷、心律不齐、头昏脑涨，甚至有视物重影的情况。可是医生和家人都认为她没病。小小年纪就说自己活得没有质量，整天感觉疲劳。

不仅如此，我发现她的腰椎也有问题，她说经常感到腰部寒凉，我问她有痛经的情况吗？她的回答又是肯定的。

这种情况现在并不鲜见，很多都是因长期不良的姿势，再加上缺乏良好的运动，所导致的"背曲肩随，府将坏矣"。

由于你所压制的是"胸中之府"，当然就会造成"府将坏矣"的结果，导致脏腑的很多疾病。这可不是药物、营养保健品、按摩几个穴位、敲打几下经络所能解决的问题了。导致这种结果的原因，是你破坏了整个身体的架构，不赶快调整身体的"架构"，就不可能治本。

"开心"的奥秘

　　每个人都希望快乐、高兴、喜悦，可我们中国人为什么习惯于把这种心情舒畅的感觉称作"开心"呢？反之，为何又叫"不开心"或者"窝心"呢？

　　从中医的角度来看，在我们的胸口有一个重要的穴位——膻中穴，它就是人体非常重要的"开心穴"，是心包募穴，《黄帝内经》称它为"喜乐出焉"，喜和乐是发乎此的，所以是名副其实的"开心穴"。

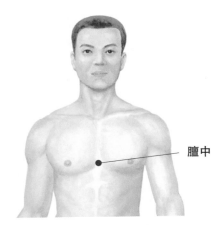

膻中穴（开心穴）

　　膻中在"八大会穴"中，又被称为"气之会"，这个"气"不单单指气息，它包含了很多的意思，比如气机、生气、气量等。总而言之，它代表一种活力和能量。膻中穴就是这个气机抒发和汇集的枢纽，是能量、活力的总部。

　　可是，由于生活习惯的改变，我们这里的气机常常会受到压制。气与水的道理是一样的，所谓"流水不腐，户枢不蠹"，气更是要流动的、通畅的，反之，就叫"窝气"，而"百病生于气也"，尤其是窝气生百病。

　　一旦窝气，气机就无法舒展、宣发，就会形成闭锁，就会不开心、憋气，而气滞必将引发血瘀，继而胸闷、气短、免疫功能障碍、淋巴管堵塞、乳腺疾病、胆囊炎、青少年发育障碍、心肺功能障碍、内分泌失调、抑郁等身心疾病都有可能发生，这样的情况下当然更谈不上高兴、喜悦、快乐了。因此，"开心"对人的身心健康来说是很关键的。

　　这里所说的"开心"，就是要打开胸部的气机，使它得到宣发，你才会获得畅快的感觉。这时即使有一些外部的邪气或内部的压力，都会很快得到疏散，就不会形成外疾内郁了。

在中医看来，膻中是心包募穴，而心要"开"，肺要"宣"；在道家功法以及导引术中，这儿对应的恰好是中丹田；而在瑜伽的"三脉七轮"中，它又是一个重要的气轮，被称为"心轮"。总之，它是一个能量聚集的地方。

因此，打开膻中穴就可以起到"开心"的作用。

膻中穴的位置在我们身体正中线的任脉上，既然是心包募穴，就可以调理高血压等心血管疾病。

用什么办法才能打开整个胸部的气机呢？

瑜伽导引法中的扭手功配上双角功，就是一个很好的"开胸顺气"组合。

【扭手功】

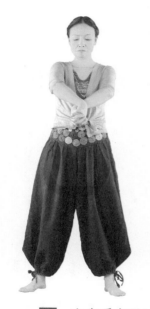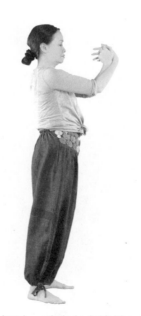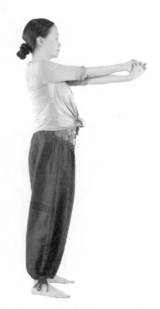

1 左右手交叉，掌心相对，手腕向内旋转，慢慢伸直手臂。注意，有些人可能扭不过去，千万不可强拉硬扭，可以在你的十指交叉时，稍稍松开一些，两手不要握得太紧，这样扭挤的强度就会降低一些。强度可以降低，但手臂要尽量伸直。这样才能刺激手臂上的六条经络，挤压膻中穴。否则，气机锁死，就不能起到疏通经络的作用了。慢慢地练习，练得时间久了，弹性恢复了，自然都能打开了。

2 后仰的时候，要以腰部带动身体慢慢地向后，头和脖子一定要放松，自然地呼吸。身体的肌肉尽量放松，腰部也会随之慢慢放松，这时就可以顺势抬高手臂，抻拉任脉、冲脉，打开胸部气机，同时强化刺激手臂上的六条经络，尤其是心经、心包经、小肠经，对调理心血管疾病有很好的作用。

3 向左右扭腰的时候，要以腰部为轴心向后扭动，尽量将胯部的一侧扭向正前方。眼睛注视着足跟，看不到脚后跟也没关系，心到神到就可以。在极限上停留 15 秒钟左右，保持均匀呼吸。

4 扭腰结束以后一定要闭目站立，放松全身，体会气血涌动的感觉，等待气血回流后再往下进行。

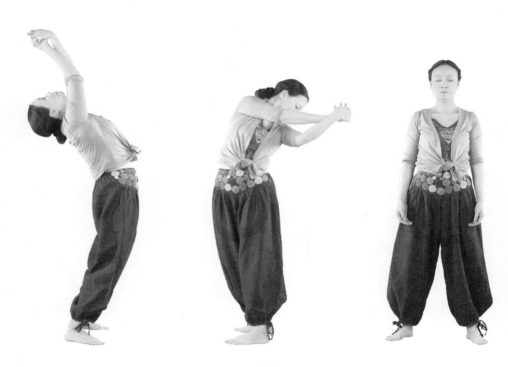

双角功用在这里，既是打开胸部气机最好的功法之一，同时又与"扭手功"之间形成阴阳互补、一开一合、一升一降。

双角功在"开心"和抻拉任脉的同时，还挤压、按摩了后背的肺俞、心俞、厥阴俞、膏肓以及整个"夹脊关"，可以有效地补足心气，提升整个身体的气机，使人充满活力，开心又喜乐。

双角功还能够帮助我们梳理三焦之气，打开肺经、心包经、心经等。尤其是肺经上的两个重要穴位——中府、云门。中府是肺经的募穴，它不仅可以提升肺气，促进肺的宣发、肃降功能，又因肺经之脉起于中焦，这儿又是中气、脏气所聚之地，因此打开中府穴还能够提升人的中气。

双角功是一个全身性的功法，还是任督二脉双调的功法，这就意味着它可以调节整个人体的气血，包括清除体内瘀血，洁净体内环境，促进下肢静脉的回流。加之半个头倒立的练习，对心脏、大脑的供血都有非常好的改善作用。总之，双角功能够使人周身通达、气血充盈，达到传统导引术中"浴身"的效果。

要想获得这些功效，双角功的练习方法很重要。

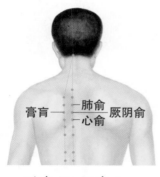

肺俞穴、心俞穴、
厥阴俞穴、膏肓穴

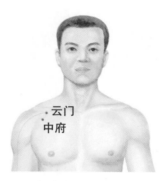

中府穴、云门穴

【双角功】

1 两腿尽量分大一点，十指在身后交叉，吸气，夹紧肩胛骨向上提拉两臂，同时抬头抻拉任脉，眼睛上翻，将气沉下去，并保持一会儿。

2 呼气，塌腰向前，伸展脊椎、提拉尾闾，缓慢地前屈上身，头部不要低垂，等到你确定自己完全弯下身以后，再慢慢地下垂和放松头颈。在极限上保持深长、缓慢地进行腹式呼吸，渐渐地放松全身，使气血回流，保持 15 ～ 20 秒钟。注意：不要闭眼睛，视线自然地放向远处。

3 起身的时候，身体不动，先抬头，以头、颈带动脊椎向前伸展、塌腰，同时慢慢地起身。起身以后，将两脚距离缩短，闭目站立，全身放松，调整呼吸。这时，你会有全身气血回流、涌动的感觉。

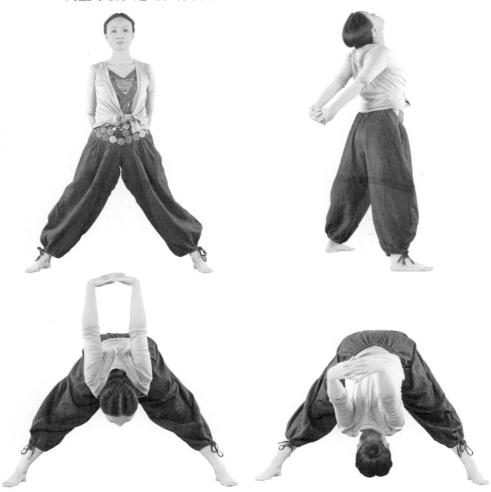

打开胸部气机对整个身体的健康很重要，因为几乎所有的经络都与这个区域有着直接或间接的关系。

小视频：高血压不能只降不调（江苏卫视《万家灯火》栏目讲座视频）

咏春拳师傅偏瘫后的"扭手疗法"

佛山有一位 60 多岁的咏春拳师傅，推手的时候，练习多年咏春拳的年轻人用双臂都对付不了他的单臂。谁能想到他 59 岁的时候，曾因中风偏瘫。康复的过程中，他就是用并不完整的扭手功每天坚持练习，一年半以后就能活动自如了。

他的方法就是用健康一侧的手臂带动患侧的手臂进行扭挤锻炼（因为患侧的手臂使不上劲儿，就用健侧的手臂带动它）。这种康复锻炼方式其实是非常合理的，偏瘫的一侧之所以活动受限，是因为缺少了流动的气血，要么成为"死水一潭"，要不就是"干旱缺水"的状态。你观察一下偏瘫的人，他们的患侧要么是干瘪苍白，要么是瘀紫发黯，就是这个道理。

因此，最好的锻炼方法就是导引气血，而导引气血的前提是必须打通经络这个通道，通道一旦打通，再把健侧的气血导引过去，来个"南水北调"，这潭水就活了。否则，你再怎么跟患侧较劲儿也是无用功。

为什么锻炼"扭手功"对治疗偏瘫有一定的作用呢？

首先，瑜伽功法的锻炼有一个优势，就是它是整个身体的平衡和协调锻炼，它强调阴阳的平衡和互补，在这样的状态下，能通过体内气机的运行，达到"损有余而补不足"。

其次，当手臂扭动的时候，对心经上的神门穴和少海穴的刺激很强烈。神门是心经的原穴，它可以调动心经的经气，对调节心神有很好的作用。少海是心经的合穴，心经的气血汇合于此，它不仅可以帮助我们静心安神，缓解失眠、健忘等症状，还可以降心火，因为合穴属水，心经属火，水可以克制心火上炎。

再次，极泉穴被称为"救心穴"，刺激它可以调节心律，预防冠心病、心肌梗死和心绞痛。这个功法，当手臂上举到极限时，再配合调息、放松就可以很好地刺激极泉穴。尤其当收功后放下手臂时，全身放松，你会感到强烈的气流灌注整个手臂六条经络，这就是瑜伽导引法与外部按摩、局部敲打经络不同的地方，它可以通调整条经脉。

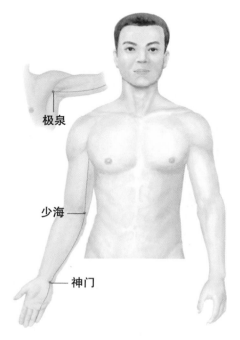

极泉

少海

神门

神门穴、少海穴、极泉穴

最后，"肺主一身之气"，而"气为血之帅"，真正打通经络主要靠气的运行，离开了"气"的血，就变成了瘀血、离经之血。而且"肺朝百脉""肺为相傅之官"，全身气血的输布和分配也是由肺这个"丞相"负责调度的，所以肺经的打通也很重要。

在这些条件都具备的情况下，膻中穴就要开始发挥它的重要作用了——打开胸部气机，平衡左右气脉，也就是我们说的"南水北调"——导引气血，泻其有余，补其不足。

但是，必须强调的是要配合调息、意守、放松等内功方式才能起作用。

另外，《黄帝内经》告诉我们："诸风掉眩，皆属于肝。"患有高血压等心脑血管疾病的人，尤其是偏瘫的人，多属肝阳上亢型。而扭手功可以很好地梳理和运转两胁部的经脉，配合"气式按摩"的方式，由内而外地刺激肝胆经上的期门、章门、京门、日月等重要穴位，可以使肝气得到很好的疏泄条达。而肝与心的关系又是"木生火"的关系，肝气一旦生发得好了，便可以起到推动心气的作用；再加上扭身向下看足跟的修炼方法，又可以起到降心火、平肝火的作用。

总之，在瑜伽的体式当中，这是一个难得的好功法，因为你很难找到一个与之类似的功法来替代它，并且达到同样的效果。

亭亭玉立或玉树临风的诀窍

走在路上，常常会发现有的年轻人从你身边走过，如果没有发型和衣着的明确界限，你再怎么仔细辨认，愣是分不清男女。

现在的胸衣专卖店似乎是专为"无胸"的女士准备的，大多都是些厚厚的海绵填充物。

现代女性乳腺疾病越来越多，而且很多女孩都有痛经的毛病……

这到底是怎么回事儿？

在中医看来，这大多是由于任脉、冲脉不通以及胸部气机受阻造成的。《素问·上古天真论》曰："二七而天癸至，任脉通，太冲脉盛，月事以时下，故有子。"就是说，女孩到了14岁以后，之所以发育良好，其前提是"任脉通"和"太冲脉盛"。如果任脉、冲脉不通，就会直接影响青少年的正常发育。

女孩到了14岁，冲脉通畅的话，气血就会顺着冲脉上行，然后散于胸部，使乳房发育，当然跟月经和以后的生育也有直接关系；男孩到了16岁，气血沿冲脉上行至唇部周围，便长出胡须。

换句话说，女孩要想亭亭玉立，男孩要想玉树临风，就必须打通任冲两脉。反之，这儿的气机受阻严重的话，极易出现女孩男相，男孩"娘娘腔"，或者发育不全等问题，用现代医学的说法就是性激素分泌异常。

因此，现在很多女孩乳房发育不好，往往都是这儿的气机受阻造成的。现在的孩子整天这么坐着学习，很少有适合青春期生长发育的锻炼方式和时间，如果长期把这儿的气机都"窝"死了，就使得任冲二脉的气血不通，同时脊椎的生长发育也好不到哪儿去。

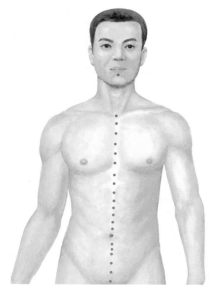

任脉

另外，乳腺疾病也与这儿的气机受阻有关，多条经络循行至乳房部位，如果气机受阻、经络不通，极易导致乳腺疾病的发生。

怎么办？当然是要打开胸部气机，打通任脉、冲脉。

长期练习扭手功与双角功，可以调动内气合并外力按摩整个胸部，也可以起到刺激任脉、冲脉的作用，从而可以调理妇科疾病。

促进淋巴回流可助身体排毒

如果经常"窝胸"，长期气机不疏，还会造成淋巴回流不畅，这不仅影响身体的排毒功能，而且影响整个免疫系统。

我在一次讲座中恰巧谈到免疫和淋巴这个话题的时候，有位学生突然说："我一定要打断你一下。"

原来，她从小学开始就患有"颈部淋巴结肿大"，身体一有不适就发作。虽然家人大多是医生，一直也没有什么好办法，医院也只是给开一张假条回家休息而已，就这么断断续续直到 40 多岁。

但是，在修炼瑜伽导引法一年以后，就再也没有发作过，她问我这是什么原理。

为什么瑜伽导引法能够解决这个问题呢？

要知道，淋巴的回流主要依靠淋巴管周围的肌肉收缩所产生的挤压力等来推动。一旦回流不畅，就会影响我们身体的"防卫部队"执行作战任务。淋巴与血液的循环是有直接关系的，它在汇入静脉血流之前，需要经过淋巴结的过滤，就是我们通常所说的排毒。淋巴结肿大往往提示你患有某种疾病了，这是西医的原理。

用中医的话来解释，就是"气"的作用失调，一是不通，二是气虚。"气为血之帅"，气一虚，就没有动力推动它的前行，进而导致气滞血瘀。

而瑜伽导引法特有的"气式按摩"和有规律的收放、导引功能，可以帮助我们疏通经络。我把"收"称之为"蓄势待发"，而"放"则是"顺势而为"。这样的一种"气势"当然可以促进淋巴管的畅通和淋巴液的回流。这种效能是其他任何治疗手段所难以达到的，而且它没有任何副作用。

比如，在练习扭手功的时候，两臂的扭挤是一种"收"，但是到了体式极限的时候，反而要在极限上放松，收势后更要进一步彻底放松，这样才可能取得导引气血、促进淋巴液回流的效果。

一般的外形训练恰恰是反的，是用大脑去指挥身体挑战极限，肌肉锁紧，乳酸必然产生，气血反而会被锁死，导致阻滞不通，所以效果是反的。

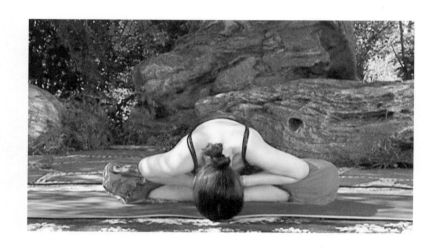

瑜伽长寿呼吸法，常给你的身体换换气

人有"三气"很重要，这"三气"是我们健康生活的能源，就是先天的元气、后天的水谷之气，还有一刻不停的呼吸之气。元气如果耗尽，人一定会吹灯拔蜡；如果不吃不喝，生命也就只能维持几天的时间；如果呼吸停止，生命很快就无法维持了。

呼吸直接影响人的生命，而呼吸方法又直接影响人的寿命。我们前面说了，轻浅的呼吸会造成肌体的缺氧而引发各种疾病，换句话说就是"轻浅的呼吸会缩短人的寿命"。

什么样的呼吸才能使人健康长寿呢？

比如，瑜伽的"完全呼吸法"，正是我们中国传统功法中强调的"气沉丹田呼吸法"。

"完全呼吸"的好处太多，就不逐一介绍了，单就"气机"来讲，作用是显而易见的，它和腹式呼吸的区别，除了气息量大、氧气足以外，关键是它能够从内部扩展开人体内的这个"腔子"，获取任何外部运动和外部按摩都无法达到的功效——从内部以"气"的方式提拉、鼓荡、按摩我们的脏腑。

我们的五脏是被锁骨、肋骨包围着的，你从外部根本"动"不了它。一般功法能够"运动到六腑"就相当不错了，但是你如果学会了"瑜伽完全呼吸"，就可以直接以"气"的方式扩张、按摩和锻炼五脏六腑了。

另外，中医认为肺为"相傅之官"，在五脏六腑当中它处在最高点，又叫"水上之源"，它负责把气血和营养输布全身，锻炼它的最好方法就是"瑜伽完全呼吸"。可以通过练气以达到锻炼肺的目的，因为"肺主一身之气"，锻炼了肺，就提升了它的宣发和肃降功能，也就在很大程度上解决了气机和"运"的问题，气机通畅是提升生命质量的一个重要前提，这叫"人活一口气"。

练习方法：

腹式呼吸是完全呼吸的基础，一定要在腹式呼吸练得很纯熟的基础上再开始"完全呼吸法"的练习。

（1）最好用仰卧放松的姿势，全身放松，闭上眼睛；

（2）躺好以后先做几次腹式呼吸，然后再开始完全呼吸；

（3）吸气时先吸满肺的下部，然后吸满肺的中部，最后是上部；呼气时相反，先松开胸部，再松开中部，然后收起腹部，最后把气呼尽。再重复吸气、呼气。

整个过程要自然流畅，刚开始不习惯很正常，多练习就好了。

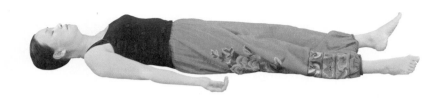

你的肺好比一个新的气球，刚开始注气的时候一定会很紧，因为"气球皮"还没有撑开。所以，一定要放松，自然地练习，渐渐地随着你的肺部富有弹性以后，气量就会自动增加。

其实，完全呼吸的重点是逐步地扩张我们身体内的这个"腔子"，使得整个脏腑真气充盈、富有弹性，从而发挥以"气"的方式鼓荡和按摩五脏六腑的作用。

> **提示**
>
> 无论是练习腹式呼吸还是完全呼吸，有一点很重要，就是不必为了吸入更多的气息、更大的气量，而很费力。其实，越这样费力气就越吸不进去，因为你会搞得身体很紧张。

小视频：如何排除身体里的浊气？

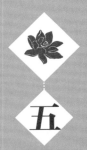

五

心肾相交，使你不再怕冷、怕热

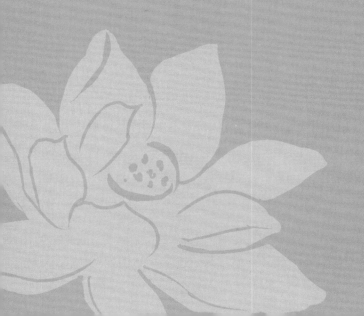

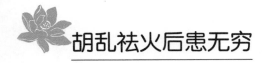

胡乱祛火后患无穷

说到怕冷，有一种类型的人膝盖以下常常捂不热，甚至手脚冰凉，其中女士居多。而恰恰又是这样的人，反而经常出现口腔溃疡、牙痛、喉咙肿痛，于是就开始嚷嚷着"祛火"了。

我看到好多人家里随时备着牛黄解毒片、牛黄清心丸这类清热解毒的药，一有"上火"的迹象，必灭之而后快，甚至一吃就是一把，药量越来越大，用药次数越来越多，结果如何？"火"是照上不误，病症却有增无减。

现在，祛火、清热解毒似乎成了一种时尚，凉茶、冰冻饮品、寒性食物、大量生冷水果、寒凉药品等败火品一起上，就连广告春夏秋冬都在大喊"清火"，而且大肆鼓动消费者吃火锅喝凉茶，这真是要钱又要命。

到头来，还是头面火气不断，腰部以下"冰冻三尺"。天气稍凉就喊冷，气压偏低就发闷，湿度少点儿又喊燥，稍稍一热又得赶快开空调，自身几乎失去了适应和调控的能力，全要依赖"外援"。

结果，我们的身体越来越不像大自然的产物了，全都趋向现代化"栽培"了，这跟大棚里的蔬菜有什么区别？

◉ 夏天喝冰水，导致心肌梗死、多脏器衰竭

央视《平安 365》节目曾经报道过：

一位年轻男子，身体很棒，经常运动。

在室外高温环境中运动之后，从冰箱里取出一瓶冰水饮下，突然倒地，被送往医院抢救，结果发现急性心肌梗死并发多脏器功能衰竭，最后抢救无效死亡。

这并不是因为他本身有心脏病史，致命的"元凶"竟然是一瓶冰水。

为什么？

体温和冰水的温度形成极大反差，使得快速运转的心脏和扩张的血管，突然间急剧收缩，突发心肌梗死，并使多个脏器因突然间缺血导致衰竭。

这就是中医所讲的"心主血脉"和"遇寒则凝"的道理。

所以说，这吃火锅喝凉茶、冰冻啤酒及饮料的做法，典型就是《黄帝内经》所说的"务快其心"。

这些不要命的玩法，早晚把你的那点儿阳气、能量都给打没了，想"火"也火不起来了，身体疾病、心理疾病就都接踵而至了。

"火"从何来

我的一位好友，一到月经期就容易出现口腔溃疡。她告诉我，换了很多祛火的药都不管用。后来医生又让她换用夏枯草，她已经用了三瓶了，用的时候压下去了，下个月口腔溃疡照常出现。

我让她马上停用寒凉药物，这些药对她来说，不对证而且伤人。

你想，一个50岁的女人，哪里来的这么多实火？大量寒凉之药都压不下去，这"火"还每月都有，这是为什么呢？况且她是一个比较怕冷的人，穿得总是比别人多，而且我给她走罐的时候，发现她腰部以下都是冰凉的。

我让她改用生姜茶，结合走罐，引火下行，最后在肾俞穴、命门上留罐。第二天一早她就打来电话，说太神奇了，早晨起来发现白色的溃疡面都消失了。

女人以血为主，月经期血往下行，气浮于上，这个"火"不是实火，其实是虚火。

而且这位女士有明显的肾虚症状，早在很多年前上下楼梯就腰膝酸软、无力，并且椎间盘突出、骨质增生等。这些都是筋骨的毛病，这跟她肾寒有很大关系，因肝生筋、肾主骨，所以就反映在筋骨上了。

像这一类的"火"是从哪里来的呢？为什么叫"上火"，而不说"下火"呢？一是因为火有上炎的习性，二是因为"火"往往都在头面上飘着，所以叫"虚火"，虚张声势的"火"，不实。实际是什么？上燥下湿，上热下寒。

在人体当中，肾为水，心为火，在心肾相交、水火相济的状态下，身体才能产生能量。就像蒸馒头一样，只有在水和火的共同作用下，才能产生"蒸汽"，这在人体中叫作"气化蒸腾"，形成肾气，才能使身体产生有用的能量。

中医认为"方其上热，必有下寒，以水火分离而不交也"。越是肾寒、脾湿，就越容易水火不济，形成虚火上炎。

因此，有的人经常是上面口腔溃疡、牙龈肿痛、喉咙发炎、嘴角长疱、脸上生暗疮，而同时又有盆腔炎、尿路感染、脚气、湿疹、水肿、关节病等。

其实，在正常情况下，"火"是人体当中的能量，而"虚火"就好比走错了道的孩子，走上了邪路，在身体里就成了"邪气""邪火"。我们要做的就是引它走上正道，帮它归位，而不能将其灭之而后快。

所谓"气有余便是火"，气有走窜的特点，"窜"到了它不该待着的地方，就形成了"火"，它之所以会乱窜，归根结底还是"不通"！它得千方百计地给自己找出路，就都"拱"到了上边下不来了，这就叫"拱火"。

怎么办？

最好的办法当然就是让它"归位"了，中医叫"引火下行"，导引术叫"引气归元"。肾寒、脾湿，所以要引火下行以温肾、燥湿，只有这样，五行之间才能相生而又相互制约，才能和谐、平衡。但前提是"气脉常通"才能"肾气有余"。气脉不通，上下无法沟通交流，心肾就不能相交，水火也无法相济，这身体就越来越缺失正能量了。

我之所以给这位好友用生姜，是因为姜可以起到散寒、祛湿的作用。走罐是为了疏通她后背的两大经络——督脉、膀胱经，接通阳气，打通上下沟通的屏障，再在命门和肾俞穴上留罐，把"火"引到下面去温肾，而不要把能量白白地"清"掉。因此，很快她的后背和腰部就开始发热了。

刮痧、走罐虽然起效，但还是难以解决根本问题，固本培元才是治本之道。

瑜伽"肾气功"打通气脉，引火下行

我以前的一个学生，是一名护士，经常感冒，有一次我发现她感冒二十几天都一直不好，而且滴注了很多抗生素。

她甚至都不会打喷嚏，偶尔打出一两次喷嚏，也只是发出微弱的"啾啾"声，面色煞白，容易疲劳。我捏了捏她那不到30岁的脸蛋，特别的松软无力，皮肉很容易就被拉长了，甚至不如40多岁的人紧实。

我给她刮了几次痧，感冒倒是很快好了，但是刮痧毕竟难以改善体质。后来我让她练习"瑜伽导引法"中的日常调理功法，几个月后，她很高兴地告诉我，自己终于会打喷嚏了。

这证明她自身的"动能"开始被激活了，阳气开始勃发了。

我发现现在阳气虚的人越来越多，大多是与现在的生活方式以及情志问题有关。

阳气虚，尤其是肾阳虚的人，火力、动能不足，势必会引起现代医学所说的免疫力低下。有的人生病很少发烧，甚至从不发烧，自己还以为是好事呢。发烧证明身体还有能力与邪气相争，如果你的身体压根儿连抗争的能力都没有了，这就等于防卫部队不干活了，邪气就将长驱直入，这也是免疫力低下的表现。

明代医学家张景岳曾说："天之大宝，只此一丸红日；人之大宝，只此一息真阳。"也就是说，阳气和大自然中的太阳一样宝贵，我们都知道，万物生长靠太阳，人体一旦丧失了阳气，就好比大自然失去了太阳，将万物不生，那也就失去了生命。

清代著名医家黄元御在他的《四圣心源》一书中不断强调："阳盛则壮，阴盛则病。病于阴虚者，千百之一，病于阳虚者，尽人皆是也。"不仅如此，他还认为乱用凉药伤身，再三提醒世人不要"悉以滋阴凉血，泻火伐阳，败其神明"。因为血气温化而为"魂"，肝藏魂，心藏神，木生火，魂方能化为神。这是一系列的生化关系，也是因果关系，有因才有果，所以千万要慎用凉药，尤其对于现代人来讲，何止是凉药的伤害，生活当中"泻火伐阳"的事处处可见。

另外，精生髓，肾精温化方能生髓，气化蒸腾上输大脑，脑为髓海，这才是真正的补脑过程。道家常讲"还精补脑"，离开了精满、气足，就不可能达到神闲、神安、神清气爽，这个"气"指的就是肾气。

中医当中有一个古今名方"金匮肾气丸"，就是用于调理肾阳不足证的。但是，金匮肾气丸有一个不足之处，它毕竟是药物，是药就有偏性，所谓"是药三分毒"。而且对于肾阳虚的人，医生一般都会要求其长期服用。

因此，我建议阳虚体质的人，在中药调理的基础上，一定要加强自我锻炼，人不能总依赖药物来维护自己的健康，而且通过合理的方式锻炼，可以避免偏性，双向调节。

多年来的实践证明，按套路系统练习"瑜伽导引法"，对于阳气的提升作用非常明显，尤其是改善怕冷、怕热的效果甚是突出，毕竟"气脉常通"是根本，而且通过自我锻炼可以"固本"，这才是长久之计。"瑜伽导引法"当中，有几个功法相互配伍后，堪称瑜伽当中的"金匮肾气丸"，我把它们称作"瑜伽肾气功"。

比如，肾阳虚的人由于下焦气化不足，常常尿多，喝进去的水，直接从"水道"下注，缺少温阳化气的过程。我们在系统培训的时候，几乎每期都有一些这样的学生，一上午两个小时的课，前后加起来，至少要上三次卫生间。这些人多数是气化不足。

人体气化不足，会出现两种情况：第一种，不能固摄身体里流动的津液；第二种，寒湿凝滞，不能温阳化气，形成寒痰、瘀血。

◉ 固肾、暖宫的鸵鸟式

阳气虚则不能固摄，就会出现诸如阳痿、早泄、水肿、崩漏、腹泻（慢性肠炎）、虚汗等病症，而阳气虚往往还容易导致脏器下垂。总之，呈现出一种无动力的状态。

瑜伽功法当中的"鸵鸟式"，对温肾有很好的作用，它与易筋经当中的"掉尾势"有点类似。

【鸵鸟式】

🌸 身体的脊椎一节节地下弯，抓住脚趾（或者脚腕）以后，要注意几个要点：

① 以头带动颈椎向前伸展，尽量抬头夹紧后脖颈的肌肉，以刺激督脉上的大椎穴。

② 慢慢向下塌腰，顶尾间，以刺激尾间穴。

③ 膝关节挺直，拉伸整个膀胱经和督脉。两手臂起到牵拉、固定作用。在这个极限上做几次轻柔的腹式呼吸，腹部要放松。

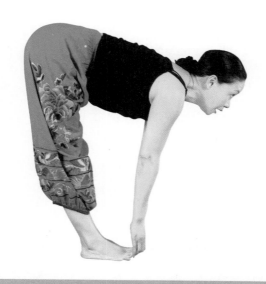

功效

① 鸵鸟式可以刺激督脉上的大椎穴。大椎的上面是头，为诸阳之会，下面是督脉，主人体一身之阳气，膀胱经为太阳经，它和肾经相表里，打通膀胱经可以起到气化补肾的作用，而大椎穴不仅是它们之间的交汇点，而且还是手足三阳经及督脉之会。

②中国传统导引术当中，非常强调"运尾闾"，练习鸵鸟式同样要向上顶尾闾。尾闾又叫"长强"，就在尾骨的部位，锻炼这个部位有强肾、固肾的作用。

③温肾助阳最为关键的是"命门肾火"。把"火"引到命门、丹田，这叫"引火归元"，这"火"就是改邪归正的正"火"了。所以，丹田、命门这个部位平时保暖非常重要，一旦寒气进入，阳气就藏不住了，只能上窜变成邪火。练习鸵鸟式在顶尾闾的时候要注意塌腰，同时放松腹部调息，这样就可以把气血引到命门和丹田这里。

"鸵鸟式"练习到位的话，在起身收功时，小腹丹田处会有暖流涌动的感觉，这对女性来说，自然还可以起到暖宫的作用。清代医学家徐灵胎称丹田"无火而能令百体皆温，无水而能令五脏皆润"。

◉ 温阳化瘀、心肾相交的扭腰舒缓式

我的学生当中有的才二十出头，大学还没毕业，就经常感到腰酸背痛的，既怕冷又怕热，脸上常常痘痘、暗疮不断，又经常宫寒、痛经。再一问，夏天又是离不开冰箱的主，喜爱吃冷饮和生冷食物。

现在太多女孩子缺少年轻女孩应有的气色，更少看到其少女脸上应有的红晕。

阳气虚的人往往间杂瘀血、痰湿。由于阳虚不能温养身体、不能化气，就很容易导致寒湿凝滞，身体难以排出湿浊、瘀血等各种代谢废物，也就是我们现在所说的代谢功能差，如果长久不注意调节的话，就会导致痹证和痛证的发生，引起风湿、类风湿、痛经等。

血瘀和痰湿往往又会影响人的情志，容易出现郁闷、不开心。所以要"通"，气为血之帅，气行则血行。梳理和打通了全身的气脉，气血运行自然就会顺畅。

"扭腰舒缓式"这个功法，是一个相当不错的全身性功法，它几乎可以梳理全身的气脉，通畅气机、活血化瘀，而且这是一个典型的"心肾相交"的功法。

【扭腰舒缓式】

1 平躺在垫子上,两手十指交叉,托住后脑勺,尽量放松两只胳膊,当你放松两侧胳膊时,胸部的气机自然就舒展了,再加上缓缓的一呼一吸,扩展胸廓,可以以"气"的方式舒缓地按摩心肺。左腿弯曲,将右腿搭到左腿上,如果可能的话就将两腿拧成"S"形。如有困难不必勉强,搭成二郎腿也一样,并不影响效果。

2 先调整几次呼吸,然后深吸气,随着自然呼气,同时将双腿缓缓地倒向左侧,头慢慢地扭向右侧。

3 一点点地放松全身,越来越松,眼睛顺着右侧看出去。随着一呼一吸感受丹田部位的鼓荡感,这时的气血处于"蓄势待发"的状态。

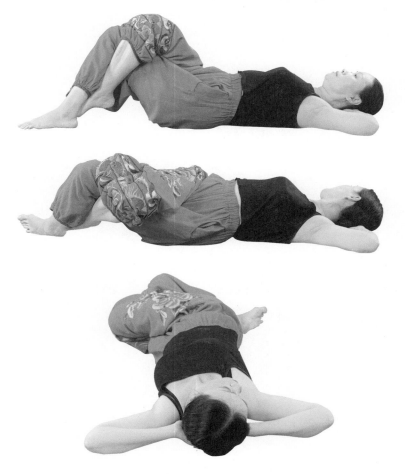

练习这个功法，切忌用力下压双腿。我发现国内外经常有一些教练，会让练习者在这个动作达到极限时用手臂按压膝盖，人为地接近地面，以此来加大身体扭挤的幅度。这样会把气机锁死在手臂上，不但影响打通气脉，而且消耗气血，同时也很难做到"身心合一"。

更有甚者，有的教练竟然用脚去踩压练习者的膝盖，"帮助"他下压，这是极其错误而又愚蠢的做法，不仅脊椎容易受伤，而且毫无功效可言，只能加重练习者的身心紧张和气血阻滞。

在极限上调整呼吸，保持 1 分钟左右。

这个功法的关键在于"极限上放松"，均匀而舒服地调整呼吸。这时，上面自动打开了手厥阴心包经，下面扭挤的是"肾之府"，中间是"蓄势待发"的丹田之气，后面刺激的是"命门"和督脉，还扭挤、运转了"诸阳之会"的大椎穴，里面又很好地按摩了五脏六腑。

这样的态势何愁气脉不能通达？

到此，所有的程序只算完成了一半，重要的是在结束时，慢慢松开身体，两腿分开，闭目体会周身气血回流的感觉。甚至某些部位会有热感，这是阳气生发的好现象，可起到温通气血、经脉的作用，发挥交通心肾的功能。

仰卧放松 1 分钟左右，再按同样方法进行另一侧的练习。

正确练习"扭腰舒缓式"，可以使气脉上下通达，引火下行，用现代医学的话来说，就是有助于静脉的血液回流。所以，与上面的"鸵鸟式"等功法配合练习，就形成了极佳的"肾气功"。对调理血流不畅、寒凝所引起的下肢寒凉、静脉曲张、关节炎、宫寒等问题，都有很好的效果。

我喜欢把这个功法放在整套体式的最后来练习，可以用它来梳理全身的经脉，把血液中的养分输布周身，这时你会有气血"浴身"后的畅快感。

防止"人造"气滞血瘀

除了用"瑜伽导引法"加以调理之外，还有一个最为关键的问题，就是避免人为的"气滞血瘀"。

我们中国人常说的"精气神"，其实是很有意味的，只有精满才能气足，精满、气足了，"神"才能安。而我们现在却因为无知和不懂中医辨证，常常泻火伐阳，伤害了自己的"生命之本"还不知不觉。

诸如上面所说的空调、冰冻饮品、寒性食物、过多的生冷水果、凉茶、祛火药、美丽"冻"人的衣着等，都要注意节制，伤害了阳气，疾病就会与你结缘，这叫没病找病，然后得了病再去找医生，来回折腾。记住：医生治得了病救不了命，养命只能靠自己，靠自己的"健商"。

我曾经用开玩笑的方式，提醒过几位20多岁的女孩和她们的父母："你们可要关心自己子孙后代的质量问题啦！"果然，其中两位被我不幸言中，怀上孩子不久就流产了，而且大夫说这样的胎儿即使勉强活下来，生出来也很难养活。

这都是那种美丽"冻"人型的女孩，尤其下身穿得很少，一摸手都是冰凉的，嘴上还说不冷，脸上没有多少血色，不是很瘦的就是浮胖型的。

现在很多女孩，即使在阴冷的天气，也爱穿着长筒丝袜、超短裙、低腰裤、露脐装。前面露的是"丹田"，后面露的是"命门"，将来后患无穷。中医讲"遇寒则凝"，长此以往就会形成气滞血瘀，而气滞血瘀是百病之源，子宫肌瘤、卵巢肿瘤、肾功能障碍、风湿关节炎等都有可能发生，痛经、不孕不育、早产、习惯性流产、贫血、低血压、衰老等也会出现。所以，千万不要对寒邪不以为然。

《黄帝内经》曰："失四时之从，逆寒暑之宜，贼风数至，虚邪朝夕，内至五脏骨髓，外伤空窍肌肤。"而我们现在是人为地制造"虚邪贼风"和"寒暑失宜"。你想想看，你都"内至五脏骨髓，外伤空窍肌肤"了，而且寒凝瘀血极易滋生色斑，你还能美丽到哪儿去？你让别人看着发冷，自己又冻得要死，里外受罪，连下一代都难保，这是何苦呢？

小视频：气滞血瘀，后患无穷

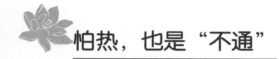 怕热，也是"不通"

我经常见到这样一种人，一天当中，反复无常，不是喊冷，就是叫热。总之，不是冷就是热，几乎从来就没有正好的时候。

说到怕热，尤其是常常感到又热又闷的人，往往是体内湿重，这种人常常既怕冷又怕热。

为什么？

你想，如果是天气很冷或者很热的时候，再加上潮湿，是不是会加重这种冷或者热的感觉，而且憋闷。

这种热就像夏天湿乎乎的稻草堆，再被大太阳一晒，这时你用手伸进稻草堆里一摸，一定是潮湿闷热的。身体也是这个道理，这种人外寒内热，原因还是因为不通，连毛孔都不透气了。这样的人往往痰湿比较重，体内环境不清洁，比较肥胖，这与脾胃运化失调有关。

另外，夏天出一些汗其实是好事，是一年当中清理内环境的大好时机，这时候适当的消耗是正常的。

而有人正相反，冬天去练什么"高温瑜伽"，夏天却在空调房里待着，这就是《黄帝内经》所说的"逆之则乱"。

还有一种怕热的人，与上面提到的人正好相反，是体内"缺水"，体内的津液不足，表现为五心烦热，两个手心、两个脚心，还有心口燥热，常常感到心烦。还有口干、眼睛干涩，甚至各部位的黏膜都比较干涩，严重的就形成了"干燥综合征"，这是一种很麻烦的疾病。

　　这类人一般为肾阴虚，肾为水，心为火，阴阳平衡才是最佳状态，一旦肾阴、肾水不足，势必失去平衡，出现火大的现象。

　　但是，这里有个问题一定要搞清楚，这个"火"仍然不是实火，不能盲目地祛火，因为这种人热象的根源不在"火"，而在于缺少"水"（阴液）的滋养。所以，仍然不可以乱用败火的药和一些寒性、寒凉的食品，要知道这是缺水，而不是缺寒气。

　　我认识的人当中就有不少这样的人，整天躁动不安、忙上忙下一刻不停，很难有片刻安宁的时候，经常嚷嚷"上火了"，你想告诉他上火的原因，他都没有耐心听一听，就连吃药都急功近利，只要"火势"刚一露头，就必须赶紧把它压下去，于是大把清热解毒的寒性药品、大量的生冷水果、祛火的凉茶、冰冻饮品下肚，夏天进门的第一件事就是开空调、开冰箱。其结果是"火"依然经常光顾，口腔溃疡、牙龈肿痛、眼睛红肿、失眠、便秘是照常不误。加上这些人往往好胜心比较强，心不静，神不安，更加耗损阴液。这类人当中不乏"魂不守舍型"，肝阴、肾阴不足，肝不藏魂，久而久之就会导致"心不藏神"。

　　有些女性朋友甚至发展到闭经，在我的瑜伽学生当中就不乏这样的人，大多才二三十岁。一问情况，有的是毕业班的班主任，工作压力很大；有的是会计师，为了多挣钱竟然业余时间为十家单位代管账目，在经济上还觉得没有安全感，把自己变成了一匹飞奔的马车，难以停歇，心也静不下来，心主血脉，最后只搞得"血枯经闭"。

　　这类人如何调理呢？

　　最重要的是尽量减少体内阴液的流失和消耗，在生活当中一定要注意养阴不伤阴，比如不熬夜，因为夜晚睡眠是最好的养阴。

◉ 瑜伽"养阴功"

阴虚怕热的人，在调养方面要注意两点：第一是养血；第二是静心。

第一，养血就是养阴，从经络来讲，足阳明胃经是一个能量库，它是多气多血之经脉。另外，还有任脉，它是人体的"阴脉之海"，主一身之阴血。因此要养血首先要打通这两条经络。（请参考第九章当中的"骆驼式"）

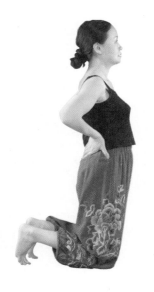

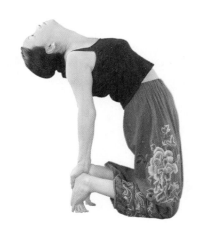

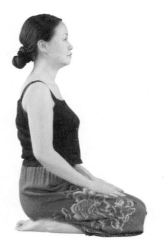

第二，中医认为"静能生阴，动则扰阳"，而瑜伽当中有很多静功，即便是体式，也不应该单纯理解成"摆造型"，正规的瑜伽体式和中国的导引术一样，要学会"以静制动"，静能养阴，亦能养心、养神，而且它特有的调息法，可以使人体升清降浊。

生活中的保养方法

（1）热水泡脚（20～30分钟）。中医认为，人只有在脚温暖的时候，才能使得浊气下降。热水泡脚无论是对怕冷的人，还是对上热下寒、口腔溃疡的人，都有好处，它可以引火下行以温肾，我们的脚底、脚跟和脚踝走的都是肾经，尤其是脚底的涌泉穴是肾经的要穴。

（2）搓脚心。手掌的劳宫穴对脚掌的涌泉穴，快速搓脚心100～300下。劳宫穴是心包经的穴位，涌泉穴是肾经的穴位，两穴相对搓摩可以使心肾相交。

下焦寒湿重的人，比如患水肿、盆腔炎、宫寒、腰部酸痛等，在晚上热水泡脚以后，还可以用力按摩脚跟的两侧（内外脚踝的下方），不要上下来回按摩，要向下方推，或者用较厚的刮板慢慢地向下刮拭36下就可以了，这种方法治标的效果很不错。

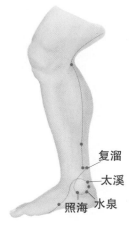

肾经的"水泉"

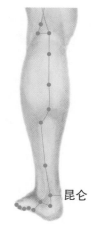

膀胱经的昆仑"山峰"

这里分别是肾经和膀胱经循行的位置。脚内踝下是脚部的低洼之处，形状很像一个水塘，而且肾经在这个位置聚集了很多治水的穴位（复溜、太溪、照海、水泉等），因此我把这里称为"水泉"。脚外踝则是膀胱经循行之处，正好这个位置上有一个昆仑穴在"站岗"，昆仑就代表巍峨的山峰，而且肾与膀胱相表里，这就形成了一表一里、一阴一阳、一山一水，所以把气血引到这里，正好可以治水除寒湿，还可以起到一定的固摄作用。

（3）醋泡姜。阳虚、痰湿、瘀血体质的人，可以把生姜切成薄片，放进一个玻璃瓶里，用香醋或者陈醋泡上，每天吃上三五片，既祛寒湿又温肾化瘀。

养成习惯经常吃点姜，对于改善阳虚效果非常不错。

提示

日常调理注意事项：

（1）不要贪凉，不可贪食寒性食物，如：西瓜、柚子、香蕉、苦瓜、柿子、凉茶等，不要常服寒凉药物。

（2）不要在刚吃饱饭和饿肚子的时候泡脚，这样会跟心脏抢气血，会出现心慌的现象。心脏功能不太好的人，注意水温不宜过烫，泡脚时间不宜过长。

（3）泡脚、按摩以后喝一杯温水。

（4）女性朋友月经期间，除了不可以吃寒凉食品，还要注意绝对不可以吃生萝卜，它是下气的。

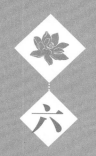

六

解决"面子"问题，走出美容误区

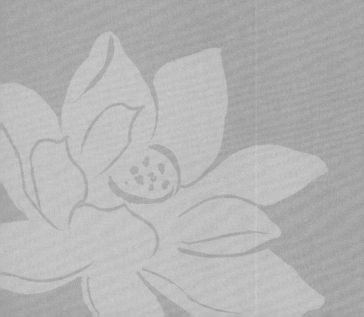

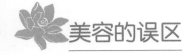

美容的误区

◉ 重金难买"真容"

我认识一位女士，十多年来任何时候见到她，都可以看出她对那张"面子"的在意程度。成套复杂的高档护肤品、防晒遮斑的化妆品、大堆的保健品等，可以说为了这张脸不惜一切代价。

从表面看来，我一直认为她的皮肤还不错，可是你总会听到她对这张脸的抱怨，唠叨自己脸上有斑，起初我真的认为她过于挑剔。

结果有一天，当我看到她将脸上的妆一层层卸掉的时候，我真的有点不敢相信她的真面目，也不敢相信自己的眼睛，眼前的美女皮肤暗黄、没有什么血色、更无光泽，面颊上的褐斑暴露无遗。可以毫不夸张地说，一下子仿佛老了许多。

我不由得在心中升起了两种感叹，感叹高档化妆品真的很厉害，能让一个人的"真面目"掩饰了十多年，愣是让人一点儿看不出来；同时也感叹高档护肤品、保健品的无能为力，因为我知道她为了去掉脸上的色斑花费了多少心思和代价，能抹的都抹了，能吃、不能吃的也都吃下去了，进美容院的事就更不用说了，夏天不抹上防晒霜、戴墨镜、打伞，是绝不出门的。

◉ 难以挽回的"面子"

现在，很多女性由于对"面子"的过度执着，甚至付出了难以挽回的代价，比如因整容而变"毁容"的现象屡见不鲜，尤其是整容开始年轻化之后。

其实人在年轻的时候，样貌还没有完全成型，它还有一个自然生长的过程，就是老百姓讲的"没长开"，结果你就把它给扼杀了。

再说说皱纹，这是大多数女人深恶痛绝的东西，想方设法必除之而后快，除皱、按摩、光子嫩肤，直至拉皮。可是，你想过没有，这样会使皮肤越来越薄，一个过于紧绷而没有丝毫皱纹的皮肤，如果出现在中年人的脸上，这不叫年轻，而是提前老化。为啥？你去看看80多岁的老妇人，脸上的皱纹几乎全都展开了，因为到了这个年龄连"皱"的能力都没有了，全都下坠、耷拉了。

十几岁、二十几岁的小姑娘之所以不长皱纹，是因为她表里如一——皮、肉都水嫩，弹性一致。到了中年，开始表里不一了——肉还算紧实，但皮开始松了，形成"里紧外松"，这表皮当然就像松紧带失去了弹性一样皱巴了。而到了七八十岁以后，总算皮肉一致了——"皮松"终于等来了"肉松"，这皱纹终究可以消失了，因为皮和肉都松弛、下坠、耷拉，都坠到脖子那儿去了，脸上的皱纹倒是没有了！

这人工拉皮的举动就等于提前将你的皮拉薄。而经过美容院三番五次揉搓的那张脸呢？就是"肉松"而皮薄，皮肤的防护功能也会越来越差。

这种情况一旦形成，"面子"就难以挽回了。

◉ 失去"里子"的"面子"

我曾经写过一篇题为"生命在于取舍之间"的文章，那是因为当年我在好几个城市中，看到了一些有钱的女性朋友很流行吃雪蛤，结果"面子"倒是水灵了，子宫、卵巢、乳房却出现了严重的问题。

有一些补品，尤其是雪蛤当中含有大量的雌激素，而过量的雌激素会导致乳腺癌等疾病的发生，这已经是医学界公认的事实。

在一次培训班上，有位学生告诉我，她的乳房和子宫都做了手术，她说自己的生活比较优越，以前也经常用雪蛤一类的补品，自从看到我的这篇文章后，把它们全都处理掉了。

另外，现在有些女性不好好吃饭，吃大量生冷水果，以为多吃水果少吃甚至不吃主食叫"健康饮食"，还美其名曰"抗衰老"，好像水果长得水灵，你吃了它也就水灵了。其实未必！过食生冷水果必伤脾阳，脾阳衰退以后，你想不衰老很难，何止是"面子"衰老？连五脏六腑这个"里子"都会人为地提前衰老，而且伤及脾阳后就会生出许多痰湿，甚至瘀血。

其实，人一旦离开了健康，何美之有？我们中国的传统文化是最讲"美学"之道的，前提是和谐、对称、相应。反映在"面子"当中，就是咱中国人讲的"精、气、神"这三者的和谐，气脉通了，精气足了，这神采就透出来了，这"里子"和"面子"也就都有了。

"瘦脸"的绝招 —— 一功通阳明

我有一位瑜伽学生，我刚认识她时，她40多岁，圆形的脸盘，有些发胖和明显的重下巴，脸色偏暗黄。

经过一段时间日常调理功法的练习，改变十分明显。有些朋友一段时间没见到她，见面后突然问道："你怎么变成瓜子脸啦？"她说："我年轻的时候本来就是瓜子脸。"

咋回事儿？

由于人随着年龄的增长，皮肉开始松弛、耷拉下来了，下巴上一圈赘肉，加上她有点发胖，当然看起来脸是圆乎乎的。

瑜伽导引法能够从内部打通经络，将气血送达头部，滋养和充盈头面的肌肤，使得松弛的下巴富有弹性而变得紧实起来，既美颜又美颈，所以她又恢复了本来的瓜子脸，而且一脸的晦暗之气也消失了，皮肤也透亮了。

怎样才能将气血送达头面呢？

《黄帝内经》告诉我们"阳明脉衰"和"三阳脉衰于上"是年老色衰的主要因素。阳明脉指的主要是足阳明胃经，这一条经脉对于我们的"面子"极为重要。

其一，这阳明经是多气多血的经脉，要想养颜，首先要养好气血。

其二，阳明胃经起于鼻，夹口，循行于面颈部。打通阳明经，让经气上下通达，才能使你的气血滋养头面。可见，阳明胃经是养颜"第一大经"。

其三，脾胃为气血生化之源，五谷精微由脾胃消化吸收输布全身、滋养全身。

所以，打通阳明胃经，既能养好脾胃，提升气血的生化功能，同时又可以通过这个通道，使气血滋养头面。

瑜伽功法中一个小小的"颈功"，就可以帮助你"接通"循行头面的经脉通道。

颈功是一个既简单、又有效的美容、美颈、紧实肌肤、瘦脸的好功法。

注意，颈功并不是通过外形的弯曲、拉伸来获得养颜的功效，而是用"瑜伽导引法"中内功的方法，来挖掘阳明经"多气多血"的潜能，达到导引气血的目的。

另外，在足阳明胃经上（颈部），有两个非常重要的穴位，不仅对养颜有重要的作用，而且对调节许多身心疾病都有很好的效果。一个是缺盆穴（两侧锁骨上窝中央），一个是人迎穴（喉结旁，胸锁乳突肌的前缘，颈总动脉搏动处）。

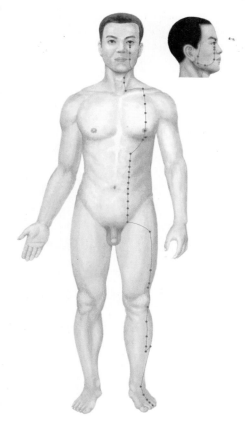

足阳明胃经

《黄帝内经》认为"五脏六腑，心为之主"，而"缺盆为之道"。就是说"缺盆"是心统摄五脏六腑的一个通道，如果缺盆穴的气血畅通，就可以确保"心"这个君主的指令顺利地传达下去，如果这条道受阻，就会影响"心"统摄全局了，更不要说将气血送达头面滋养面部了。

如果你稍加注意就会发现，现代人常常出现不自觉的、下意识的紧张，恰恰首当其冲就是锁紧"缺盆"，不信你用手去轻轻按压自己的缺盆穴，大多数人都会摸到硬邦邦的结块或者明显的筋节，这就意味着这条"道"已经被锁死，导致气血瘀滞不通。如果用手指按揉缺盆穴会感到酸胀，而且这种酸胀和牵拉感，一直会放射到同侧的胸部。

缺盆之道不通的人，人迎穴这个部位也势必受到影响，那麻烦就大了，心脑血管疾病、淋巴回流不畅等很多身心疾病都会接踵而至。现代医学把人迎穴这个部位称为"压力接收器"，这里最易形成颈动脉斑块堵塞，一旦堵塞不要说养颜、美容了，严重时还会有生命危险。

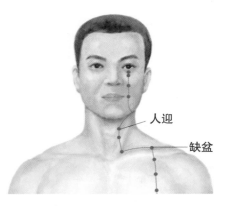

人迎穴、缺盆穴

如果要使缺盆、人迎穴的气血畅通，务必要保持其肌肉的放松，并使它恢复弹性。因此，我们可以通过颈功等瑜伽功法，使这个部位的肌肉、血管、神经、筋脉等，收放及调控自如，并且打开这条通道，顺利地将气血、养分通过阳明经送达头面。而面部、颈部的紧实，圆脸变回"瓜子脸"，自然就水到渠成了。

小视频：最好的瘦脸、祛斑法

【颈功】

❀ 做颈功的时候，十指在背后相扣，手臂放松，头无论是倒向哪个方位，都是先吸气，呼气的时候缓缓地拉伸。注意：刺激点始终在颈椎上。到了极限，一定要慢慢地放松全身，保持轻柔的呼吸，闭目体会不同部位刺激的感觉。做到"得寸进寸"。

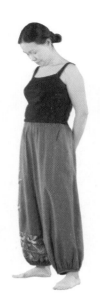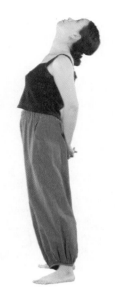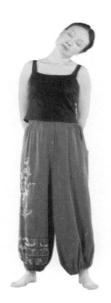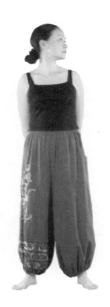

提示

后仰的时候，有一个小窍门：一边缓缓地后仰，一边稍稍张开嘴巴（不要张得太大），目的是让大椎穴得到锻炼，眼睛向后翻。然后再慢慢地向上合拢你的下颌，轻轻闭上嘴唇，牙齿可以松开。这样可以有效地疏通颈部通向头面的胃经，尤其对缺盆穴、人迎穴有非常好的良性刺激。

给脾胃"松绑"乃祛斑之本

有一位朋友的妹妹，30多岁，属于"金领"一族，事业有成。经她姐姐介绍来找我，第一次见面，当我打开门时，不自觉地向后倒退了一步，她的脸色晦暗，脸上的色斑模糊而不成形，像很久没洗脸似的，我知道她用的全是国际名牌化妆品，而且还在用营养品，但丝毫没有取得祛斑的效果。另外，人也显得过于干瘦。

她告诉我，工作很忙，紧张、压力大，很累，是心累，常常想发火。总想花点时间放松、调节一下，她认为瑜伽应该不错，既能锻炼身体，又能放松身心。但始终没有寻找到正确的瑜伽修炼方法，觉得如果练得不正确反而会搞得更累。

到底是谁在跟她的"面子"过不去呢？

首先，紧张、压力会使体内积聚大量的毒素，导致气脉不通，而形成瘀血，堵在不同的部位就会有不同的反应和不同的症状，而她就是严重地堵塞了肝经，以斑的形式反映在了"面子"上。

"肝主疏泄"，如果肝经不通就会导致肝气不疏。中医有句话叫："见肝之病，知肝传脾，当先实脾。"也就是说，在五行当中"肝属木"，而我们的脾胃属土，当肝气郁结而找不到出处的时候，它首先就会拿脾胃出气，这在五行当中叫"木克土"。因此，只要伤肝就一定"困"住了脾。

而血藏于肝，生于脾，脾胃的运化功能不好，吃进去的东西就无法转化成气血，身体都得不到滋养，哪里还有能量输送到"面子"上呢？其实，她的身体干瘦也反映了脾的功能不好。

现在很多人之所以肝气不疏、肝阳上亢、肝血不足，纯粹是累出来的。"肝者，罢极之本"，就是说，肝主筋，人体运动靠筋力而为，肝为人体力量强大并能耐受疲劳的根本，肝不到极致（也就是最后时刻）它是不会停止工作的。"罢"通"疲"，长期劳累、久视、熬夜、应酬，如果晚上再消夜、喝酒，你即使睡下了，而你的肝还在工作，长此以往，肝得不到休息，不仅身累，心累，肝更累，紧张、压力、竞争、好胜心过强等，都会伤肝，最后只能"鞠躬尽瘁"了，那时候恐怕就不仅仅是"面子"的问题了。

我们应该如何去养肝、护肝呢？

除了日常生活当中减少对它的伤害以外，重点还要疏通肝经，因为肝喜条达、疏泄，最怕压抑、郁滞。一旦肝经通了，肝木条达了，也就能给脾胃解"困"了。

"瑜伽导引法"在打通肝经、条达肝气、养护肝血方面效果奇特，比如风吹树式。

"风吹树式"从外相到实质都是一个明显的"养肝功"。

首先，从动形上看它就是一个舒展、条达之象。"肝属木"，还是春天的树木，有生发之象。风吹树式就正应了肝木条达舒展之态势。

其次，"风吹树式"可以很好地提拉、梳理我们的两胁。如果感到郁闷、憋屈的朋友，不妨试一下这个功法，会很快将郁闷之气疏泄出去。只要方法正确，效果立竿见影，比按摩太冲穴感觉更加明显，同时这个功法还可以梳理三焦，调理脾胃。

练习这个功法后，会很快出现长舒一口气和打嗝、放屁等现象，这都是很好的条达气机、化瘀解郁的表现。

【风吹树式】

1. 十指相扣，吸气，向前推掌，绷起手臂向上推举，同时踮脚向上挺拔。将气沉入丹田，不要将气悬在上边（不可以收缩腹部）。这样可以使内气鼓胀起来，导引气血打通经脉。注意力集中在两胁的提拉感上。

2. 一边呼气，一边向左侧拉伸，注意力在一侧的拉伸感上。

3. 吸气，重复步骤1继续向上推举，提拉整个身体；然后再向反方向拉伸。最后，再回到步骤1上，一边呼气，一边收功，缓缓地放下两臂。结束后，闭目站立，全身放松，静静地调整呼吸。

提示

很多人在练习这个功法时，总是特别强调侧弯的幅度，如果你想起到调理经络的作用，而非柔体表演的话，就请您把重点放在两胁的扩展上。很简单，你只需要做三件事：第一，用下面的手臂向外推拉上面的手臂；第二，将你的两胯顺势顶出去；第三，头部垂下去放松，腰部慢慢放松。做好这三点后，至于腰弯到什么程度、身体是否柔软，都跟你没关系，是身体自己的事。

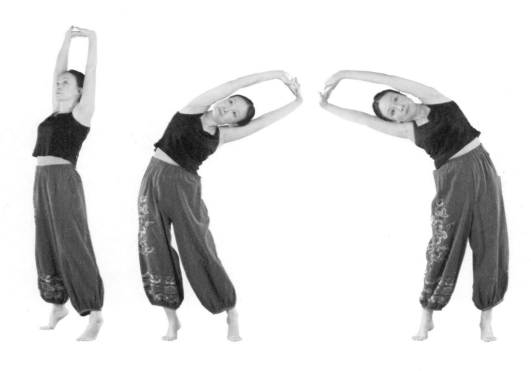

这个功法可以重复练习 6 次左右。

提示

　　练习"风吹树式"要有伸懒腰、打哈欠的那种感觉和力道。人体本身在伸懒腰、打哈欠的时候，就是对肝、脾、肾气的一种宣发。打哈欠和打喷嚏用的是自然而"标准"的丹田气，一是气沉丹田，二是丹田发力。你会发现腰椎不好的人往往会因打喷嚏而闪了腰，这是因为打喷嚏也得动肾气，也需要命门发力。

　　最后收势的方法和我国传统功法中气沉丹田的"收功"方式是一致的，它代表"引气归元"。这一步很重要，否则，就是在做操，不能起到养气的作用。

　　上述这位女士经过一段时间的整套功法修炼，一脸的色斑竟然很快就退掉了。原来过于干瘦的身型，也随着脾胃之困被解而渐渐丰腴起来了。

由内而外，消除青春痘

过去，脸上的痘痘有一个好听的名字，叫"青春痘"，可是现在看来它已经不是年轻人的专利了。有人年轻的时候没长过"青春痘"，三四十岁却冒出来了，还下不去。

于是，很多人处理青春痘的办法，常常是挤痘痘、用暗疮针挑痘痘、抹激素类的药膏等。结果要么终身保留满脸的痘痕，要么激素中毒，给"面子"以更沉重的打击。

怎么办？

除痘不能急功近利，痘痘是从里面"冒"出来的，当然还要从内部去解决，这样才能治本。

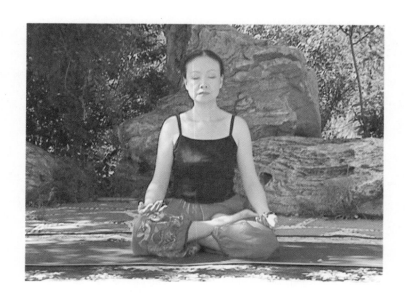

◉ "浴身"除痘法

在我的学生当中，有太多便秘的人，过去我都不知道还有年纪轻轻六七天大便一次的人，自从教授瑜伽以后，我才了解原来受便秘之困的人这么多。

很简单的道理，试想一个长期便秘的人脸上长出痘痘，你会感到奇怪吗？我倒是见过长期便秘而脸上什么也看不出来的人，她很胖，痘痘倒是没长出来，里面却出了很多问题，大概是"痘痘"长在里面了，由于严重脾肺气虚而无力将其推出体表。所以，无论是痘痘长在外面还是里面，都要先解决便秘的问题。然而，切忌依赖所谓的排毒药物或者泻药来排便。

我的瑜伽学生当中，有一位中医主任，跟我学了一段时间的瑜伽以后告诉我，她从小到大的顽固性便秘，在瑜伽练到第五天的时候，竟然意外"解禁"了。刚开始的几天每天排便两次，以后就习惯性的每天一次晨便了。类似的例子非常多。

便秘的人一般有两种情况：一是纤维类的食物摄取太少；二是尽管摄取了大量的水果、蔬菜、粗纤维食物，还是便秘，这样的人并不少见。什么原因？气虚，尤其是肺气虚和肾气虚。肺主肃降，肾主纳气，而且肾司二便。

其实，用"瑜伽导引法"解决不同类型的便秘堪称一绝，而且标本兼治，它的原理就是"浴身"。

有一次，跟大家聊天，有人问我瑜伽的"洁净"是什么意思，我说就是道家功法讲的"浴身"，她又问我："什么是浴身？"我说："就是给你的身体里面洗洗澡。"她瞪大了眼睛问我："这怎么可能，您不是蒙我吧？"我跟她开玩笑说："你看，我把绝门秘籍都告诉你了，你还是听不懂吧？"

道家功法的很多东西听起来玄乎，其实道理并不复杂。所谓"浴身"，就是给身体"洗澡"的意思，不过不是洗外面，是"洗"身体的里面，不是用水洗，而是用"气"，是调动"气血"去洁净、打通身体所有的通道，这就叫"浴身"，它和"导引"是一个意思，这同样也是瑜伽排毒和洁净的真正含义。

比如，瑜伽功法中的扭脊功和提肛收束法。

扭脊功，首先是通过运动、扭挤腰腹部，来促进脾胃的运化功能。它的关键不仅仅在外形的扭动上，而是在内力的运用和极限上放松、调息时所产生的"气式按摩"上。简单地说，就是以气的方式从内部刺激、按摩、运化脾胃，促进肠蠕动。

练习扭脊功（包括其他体式），如果不注重调息、放松，就会将气悬在上面，非但起不到应有的功效，而且会使肌体缺血缺氧，更谈不上导引气血了。

扭脊功还可以刺激我们手阳明大肠经的募穴——天枢穴，这是治疗便秘的特效穴。

提到天枢穴，教给便秘的朋友一个小窍门：每天早起，无论有没有便意，都坐到马桶上，伸出食指和中指，将你的食指放在肚脐旁边，将手腕转过来形成掐腰的姿势，中指指腹按下的部位就是天枢穴（脐中旁开2寸），用力按压住此穴位（按住一侧的天枢穴就行，你感觉哪一侧敏感，就顺手按住哪一侧），按下去不用揉，随着你的一呼一吸，腹部会自然起伏，自动按摩穴位。这时注意力要集中在排便上，不要看书、打电话。每天坚持这样做，效果非常好。

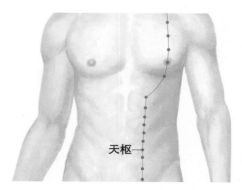

足阳明胃经的天枢穴

【扭脊功】

1　吸气，手臂带动整个身体向上牵引，这样不仅挺拔脊椎，而且可以起到梳理三焦的作用。

2　呼气，向后扭脊，一定要以腰骶部带动上半身慢慢向后扭动。

3　在极限上一定要放松腹部，做轻柔的腹式呼吸，注意力集中在呼吸鼓荡感强烈的腹部上。

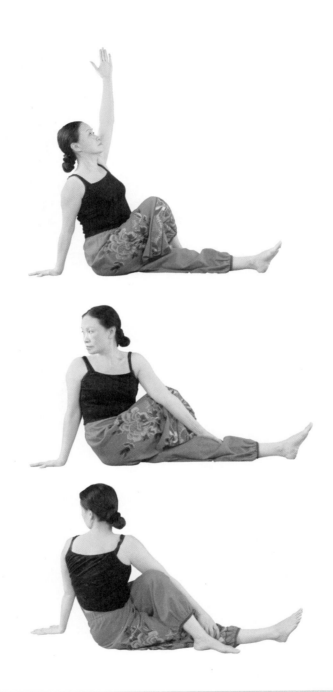

错误方法：没有从腰骶向后扭动。

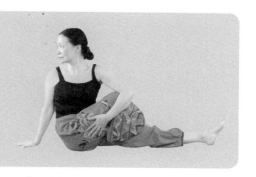

"提肛收束法"通过向上收紧和提拉肛门部位的肌肉来暂时闭锁气机，利用收束气机的方式为自己所用，以此达到刺激脏腑、打通气脉的作用。这种方法被称为"防老术"，经常练习可以预防脏器下垂，加强脏腑功能，延缓衰老。

【提肛收束法】

1 坐下以后，将你的一只脚拉近大腿根，顶住会阴穴部位，两只脚上下相叠，身体放松，尤其是腹部放松，含胸拔背，两手轻放在膝盖上，舌尖轻抵上腭，调整呼吸。

2 吸气后，沉入丹田，屏住不呼（内悬息），随即收缩肛门向上提拉。
注意：不可以将气息吊在上面，要把气沉下去，不可以有憋气的感觉，应该感到很舒服才对。

3 停留一会儿，慢慢放松肛门，闭目休息。可以多次重复，但不要太累。这个功法平时要经常练习，效果才会好。

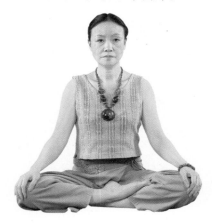

"面子"要综合治理

　　中医及瑜伽理论都非常强调事物的整体性和相关性。

　　比如，中医认为"胃不和则寝不安""心藏神"，心神不安、焦虑的人，经常熬夜的人，长期处于紧张、烦闷、抑郁、失眠状态的人，"面子"必然也会受到影响。

　　从五行来说，心属火，肺属金，心神不安就会心火旺，火克金，肺的功能就会受影响，而"肺主皮毛"，因此很多皮肤粗糙、干燥的人（不仅是脸上，身上皮肤也粗糙、不润泽），往往与肺气虚有关，肺的宣发功能不好，里面的养分无法输布到外面的皮肤上。

　　瑜伽当中的蛇伸展式，就是一个"综合治理"的好功法。

　　蛇伸展式可以帮助我们同时打开肺经、心包经、心经和胃经。刺激肺经上的云门穴、中府穴，这两个穴位对于调节肺气很有好处，而且它还可以挤压我

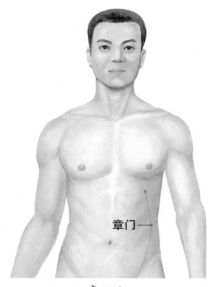

章门——

章门穴

们自己平时很难刺激到的肺俞穴、心俞穴。

"蛇伸展式"的关键之处，在于它能够打开胸部气机，强化心肺功能。如果你学会了在极限上保持"内悬息"并且"气沉丹田"的话，就可以通过"炼气"来达到锻炼心肺的目的。当你提升了"肺司呼吸"和"肺主一身之气"的功能，也就提升了"肺主皮毛"的宣发功能。

另外，这种内在修炼的方式，对于扫除脸上暗黄之气的贡献最为突出。暗黄的气色与肝脾的关系最为密切，这是血气在"面子"上的反映，归根结底还是调气血。

在我们的肝经上有一个很好的"扫黄穴"——章门穴，位于肋骨的下缘，不难找，当你屈肘向前时，上臂贴于胁肋部，肘尖对准的地方就是章门穴。这是一个大穴，它的管辖范围还挺宽的，章门既是五脏的"会穴"，又是脾经的"募穴"。什么意思？就是说，五脏的精气都汇集到了它这儿，它又是五脏的门户，刺激这个穴位就可以调节五脏的精气。其二，这脾经的"募穴"在肝经上，意味着什么？肝脾双调，它有清肝补脾的功效，因此章门穴可以由内而外扫除"面子"上的暗黄之气。

练习"蛇伸展式"可以有效刺激章门穴：第一，通过身体向上的力提拉章门的部位；第二，上拉后的刺激点，正好在章门的部位；第三，通过"内悬息"以气的形式从体内按摩这个穴位。总而言之，可以疏通经络、导引气血、滋养脏腑。

【蛇伸展式】

1　俯卧在垫子上，下巴接触垫子，两手在身后十指相扣，放在臀部上，放松身体，调整3次呼吸。

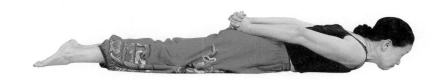

2 深吸气的同时，以手臂做牵引，用力向后方拉起上身，此时将气息沉下去不呼，用"内悬息"控制一会儿；尽量向上仰头，并且上下牙齿咬住，这样可以梳理多条经脉，刺激上面说到的诸多穴位。同时，最好能够有意识地收紧后颈的肌肉。

3 到了你的极限时，就慢慢地放下身体，将头倒向一侧，闭目，完全放松整个身心，很舒服地体会气血在身体中回流的感觉，轻柔地调整呼吸。

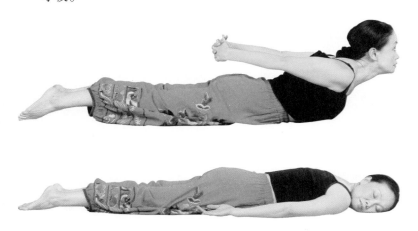

提示
　　不可强行憋气，每个人的气息量不一样，掌握"气沉丹田"的功力也不尽相同，这与平时炼气、调息的基础有很大关系，所以必须尽力而为，不可超出自己的限度，那样既没有意义又适得其反。

小视频：面子（美容）靠内养

七

健康减肥重在调养气血

减肥为何屡屡不成功

小心"垃圾食品"使你调控失灵

"心病"也会引起肥胖

健康减肥的两大法宝——"运"与"养"

瑜伽导引法帮你重塑体质

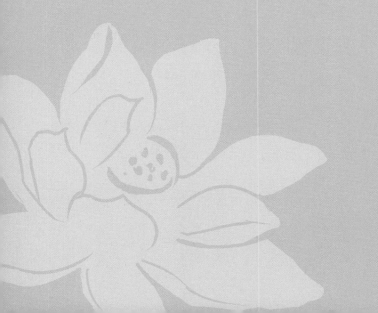

减肥为何屡屡不成功

肥胖，已经不仅仅是美观的问题了，医学已经界定肥胖是一种疾病（肥胖症），它可以直接危害人的健康，高血压、糖尿病、心脏病、痛风、关节炎、癌症等，往往都与肥胖沾边。

有营养专家曾特别强调：治疗三高症、痛风等疾病的第一要素就是减肥。

其实这些道理很多人都懂，很多人也屡屡尝试过各种减肥、瘦身的办法，但是大部分都以失败告终。不合理、损害健康的方法，比如节食、减肥药、抽脂等，五花八门，减肥者无所不用其极，关键是到头来非但一无所获，还严重影响健康，这样的例子比比皆是。

在我们的观念中，往往认为吃多了才会发胖，其实未必，我见过很多胖人，吃得并不多，就像俗语说的"喝口水都发胖"。有一个北京女孩，近200斤（100千克），她说自己只要一整天不喝水，体重就会下降一两斤，可是这人不喝水还能活吗？

还有人认为，肥胖就是因为不运动，而我在羽毛球场放眼望去，很多老球手胖而结实，他们心脏、肾脏的负担要比别人大得多。

减肥目前有一个很大的误区——减体重（肌肉、气血、蛋白质、能量等）。所以，减肥屡屡不成功的一个重要原因，就是以减少进食和消耗体能为手段（包括高强度运动、高温瑜伽等），这些手段大大地消耗了人体的气血，既不健康，还常常反弹。

首先要弄清一个道理，减肥不是减体重（不是减肌肉和能量），而是减垃圾（浊气、浊水、油脂、宿便等），就是中医所说的痰湿、瘀血。

靠什么来推动、清理这些垃圾呢？

不运动的人容易发胖，这不难理解，有些人长期运动为什么还胖呢？

我们在"内功"一章当中讲得很清楚，人体里的很多功能，并不受大脑意识支配，更不受你的外力所左右，所以你这百十来斤，光有"动"的本事，其力量太微不足道了，你就是"动"死了，也解决不了身体"内运"的问题，因为人家不听你的指挥，说穿了，就是它有一套自己的运行程序，你只有顺着身体自身的"套路"走，才能解决身体内在的问题，减肥也不例外。

我认识的胖人当中，经常在健身场馆锻炼身体仍然长期便秘的人很多，有些人甚至根本就没有便意和便感，但是又胀在里头，感到浑身不爽、睡眠不实、吃饭不香，还常常感到烦躁。所以，他们往往蹲厕所的时间很长，要人为地在马桶上"硬坐"，才能把这几天堆积的大便给"挤"出一点来，这就是典型的气虚式便秘。

那我们不妨推理一下，排便尚且丝毫不受你那大运动量的"动力"所左右，何况减肥呢？

你千万不要以为，身体肥胖就是一块块肥肉在身体里堆积，它是深入一个个小小的细胞内部的"肥胖"。记住：是你的细胞"肥胖"，比如脂肪肝，并不是肝脏里多了一层肥油，而是肝细胞"肥胖"了。

曾经有一位北京的胖妇人，在我讲座时，急不可耐地插话："老师，您甭说那么多，我也听不懂，我的要求很简单，您就告诉我，您有没有办法把我肝脏里的大油拿掉？"

我说："哦！这么简单？那您还是找医生拿掉你的大油，恐怕更容易。"她说："医生说了，他们没这本事，所以我别的什么都不想听，我现在只想找一个人，只要他有办法拿掉我身体里的大油，花多少钱都行。"

你甭说，她后来还真的找到了这么一位，声称一定能拿掉大油的神人，骗走她两万多块钱以后"人间蒸发"了。

其实，肥胖就是你的细胞长"胖"了。这在中医看来，叫"重浊"，俗话就是一个"脏"字，体内的整个"河道""水流"都脏了、被污染了，整个体质都发生了质的改变。

请问，到了这时你光在跑步机上奔跑有啥用？难道你能把身体中的污染物"跑"掉？

我的一位好友，羽毛球打得非常好，她是一位女士，经常跟男士打球。拎东西或者托举重物的时候，她比我有劲得多。但是，她却越来越胖，别看外力、爆发力强，却整天总感到疲劳，夜间睡眠不好，白天老想躺着，稍微多走点路就会腿肿，用手一摁小腿就是一个坑，而且由过去的低血压变成了现在的高血压，血压差还大。

你看，这动劲十足、上蹿下跳、东奔西跑的羽毛球运动，也没能使她"甩掉"厚厚的脂肪。

很多肥胖的人总是痛恨脂肪，总是对准脂肪较劲，这又是在做无用功。因为脂肪只是肥胖的"果"，而不是肥胖的"因"，凡事有因才有果，不找到肥胖的根源，即使旧的脂肪去掉，新的更多的脂肪还是会很快堆积起来，更加消耗你的气血，使你更虚。

"生命在于运动"，这话没有错，问题是现代的锻炼方式，充其量只有"动"，而没有"运"，这也就是消耗性减肥屡屡不成功的主因。

因此，你必须弄清楚肥胖的根源，才能知道从哪儿下手。

要想排除身体里的痰湿、瘀血、垃圾靠什么？靠气血运行，而节食和体力透支，恰恰是在消耗你的气血和能量。而且"汗为心之液"，过多流汗不仅仅导致身体缺水，还会造成津液、营养、能量的流失，气血一伤，还有什么能量推动垃圾、毒素排出呢？尤其是"高温瑜伽"更是耗气伤阴，人为地造成气虚，何以解决"运"的问题？即使减掉了也是减的正能量，既不健康，又会加重气虚、血虚。

另外，肥胖的人都认为自己营养吸收得好，其实恰恰相反，胖人根本不是"营养"吸收得好，吃进去的食物必须转化成气血和能量，才叫营养，如果堆积堵塞在体内，再好的营养也变成了垃圾和毒素，如果再加上便秘，你想，这身体里面得"馊"成啥样？而且垃圾越多，就愈加消耗你原本不多的气血，身体就越虚，常言道"十个胖子九个虚"嘛！

肥胖的人大多是脾胃的运化功能差，这样就会使得痰湿聚集在体内，堵塞通道。堵到哪里，哪里就会得病。因此，肥胖会引发多种疾病，特别是"中心性肥胖"（又称"腹型肥胖"），就是大腹便便的那一种，这一类人最容易得高血压、糖尿病、冠心病、脂肪肝等疾病，而且肥胖还有可能影响人的寿命。

小心"垃圾食品"使你调控失灵

  有一个朋友，40多岁，比较胖，我在给她做"瑜伽导引法"系统培训的时候，正好教到"瘦身功法"，她告诉我，近期月饼对她有难以抗拒的诱惑，除非别让她看到，只要看到月饼就控制不住非吃不可。

  她说自己知道这东西重糖重油，对健康不利，而且自己本身就已经比较胖了，可就是无法抑制住食欲，她担心这样的饮食习惯会使得瘦身计划失败。

  我告诉她："别急，你先按照这套功法坚持锻炼一段时间以后，或许就不想吃了。"

  她既惊讶又好奇地问我这是什么原理，我说你先试试，以后再告诉你原理。

  果然两个月以后，她告诉我，自己真的对月饼的兴趣不那么大了，后来渐渐地也就不想吃月饼和那些"垃圾食品"了。然后，我才给她提供了健康食谱。

  这到底是什么原理呢？

  所谓"垃圾食品"，其实它本不是我们的"原始动因"，这里所说的"原始动因"，其实就是人应该有的"食性"——最基本的、适合人类本性的养命食物。比如吃草本是马、牛、羊的"原始动因"，如果有一天你非得让它们改吃肉的话，恐怕就得"疯"了，什么怪病都有可能发生。因为这些都是跟"瑜伽"一词的宗旨相背离的，也是背道的。

  人的摄食中枢原本是有自主调控能力的，它有一套识别系统，使自己趋向于一些对养命有益的健康食物。但是，由于我们长期输入错误的指令，人为地改变了自己的饮食天性，于是就造成了这套"识别系统"的严重失灵，程序出现了错乱，渐渐地就使人失去了本有的"原始动因"，而逐渐认可和趋向"垃圾食品"的摄食惯性了，这就是对"垃圾食品"的刺激产生了依赖，最终"上瘾"的原因。

  但是，"垃圾食品"进入身体后，可以管饱、刺激胃口、过嘴瘾，可它并不能转化成气血和正能量，既然称它为"垃圾食品"，正是因为吃进去以后，它在身体里只能产生更多"垃圾"，并且反过来消耗你的气血、伤害你的身体。这时，身体里的正能量就会越来越少，毒素越来越多，就更加无力推动垃圾的排出，这就叫恶性循环。

摄食中枢"失灵"，还有另一种表现，就是控制不住食量，饱了还想吃，这是你的"叫停"功能滞后，反应失控，导致摄食无度。同样也是肥胖的原因之一。

这并不是食欲好，而是食欲"傻呆"，能吃不能"运"，不能化解，这使得脾胃和肝脏的负担越来越重，最后不堪重负，就会产生大麻烦了，这就是现代医学所说的内分泌失调。很多的糖尿病、痛风病人都有这样的现象，尤其对肉类有难以控制的食欲，吃到身体里又化解（代谢）不了，身体就会变得更加"酸腐"，这种"酸腐"还会进一步损伤你的筋、骨、肌肉、脏腑，后果真的不堪设想。

对于这种情况，医生和家人通常都要求他们控制食量。其实，这哪里是减少进食能够解决的问题呢？再说，你让他强忍着不吃，他会相当难受，这样强制节食的路又能走多长呢？

所以，我一直认为，对这样的人让他马上换成健康食谱并且节食，其实很难，还是治标不治本。

我常说，胖人基本都是买衣服或者患病的时候下定决心要减肥，吃东西的时候就忘乎所以，总有一句惯用台词："这次吃完，下次再减（肥）。"为什么？因为食欲已经大大超出了意识控制的能力。

根据我多年来的教学实践证明，通过系统、配套的"瑜伽导引法"修炼，能够很有效地调节人体的自主神经，以影响人体的生物节律和摄食中枢，最终回归瑜伽的宗旨——"自我"和"原始动因"的结合，自动还原到本有的食性——健康饮食上来。通过"瑜伽导引法"逐步调节使内环境稳定，这也叫天人合一、返璞归真。

但是，练习了"瑜伽导引法"，并不是说你就可以不管不顾地乱吃，完全依赖它来替你调控。而是要双管齐下，主观的配合再加上"瑜伽导引法"的调节，才能更加有效，习惯就会变成自然了。否则，无节制地进食还是会回到原点。

把这样的原理用于减肥瘦身，既健康又简单，而且解决了"运"与"动"的结合。

可见，"瑜伽导引法"的修炼，可以在意识和潜意识之间架起一座沟通的桥梁，达到身与心、有形与无形之间的"合一"。

 # "心病"也会引起肥胖

有一位30多岁的女性，身体肥胖，顽固性便秘，性格属于典型的患得患失型，做任何事情都难以决断，决断了以后还会反复后悔的那种。

从小到大，复杂的家庭关系对她的心理产生了很大的影响，遇到任何事情总是思虑重重，总是担心自己吃亏。而且有一个控制不住的习惯，就是对路边摊烧烤的羊肉串等"成瘾"，明明知道多吃不好，但就是控制不住。

她经朋友介绍来学习瑜伽，同时希望改善便秘的问题。

从小到大长期不良的精神因素，也会导致自主神经功能紊乱，引发暴饮暴食或者食物成瘾。所以，单纯改变她的饮食习惯，并不能从根上解决问题。类似的肥胖者，一定要先解决身心疾病的问题。

另外，她的习惯性便秘很严重，一般七天左右才有一次大便，但是并不干燥，属于典型的气虚体质，根本无力推动大便的排出。所以，绝对不可以再通过大运动量的锻炼来进行消耗性减肥，那样只会雪上加霜。

我给她采用了日常调理功法、洁净功法、调息法、身心放松功等配伍的一套"瘦身功法"，健康瘦身的效果非常明显，同时还解决了她的"食物成瘾"问题。

但是，说实话，瑜伽并不能解决她那长期畸形心理所导致的某种性格问题，其实这才是她的致命伤。

健康减肥的两大法宝——"运"与"养"

我认识的一位女孩，身体胖不说，而且脸上油腻晦暗，还长了一脸的痘痘和暗疮，暗疮的下面还有不少过去留下的深色痘痕。她自己经常在脸上涂抹一些含激素的药膏，但痘痘还是一茬接一茬地往外冒。家人为了让她减肥，每天规定她跳绳多少下、跑步要达到几百米、做多少次仰卧起坐等，不但丝毫不起作用，而且还给她造成了巨大的精神压力，人累、心累，还心烦。

她的父母带她来见我，我让她停下目前所有的消耗性运动，开始按计划修炼"瑜伽导引法"。第一个月练习"日常调理功法"给身体打好基础，第二个月根据她的体质，结合"塑身调理功法"调配练习。

结果，她把这件事当成了乐趣，成了每天期待的一件事。不仅瘦身效果不错，而且脸上的晦暗和痘痘也在明显地消退，脏兮兮、油腻腻的感觉逐渐被健康的光泽所替代。

她这种类型的肥胖，在中青年人中比较常见，属于湿热型的肥胖。脸上的痘痘、油腻、暗黄等，也是因为体内的湿浊不净，透过毛孔溢于表面。

无论是这种类型的体质，还是这种类型的肥胖，都是比较难调和的问题，因为这是阴邪和阳邪搅和在一起，中医形容它是"如油入面"，可见是一个难题。

其实，这与"肥油"渗透在细胞里边难以消除是一个道理。

"头疼医头，脚疼医脚"的办法显然是不灵了，这也是许多人减肥屡屡不成功的根源。所以，减肥也得学点"无为法"。首先，必须放下要与"肥油"作战到底的想法，因为人家都已经"如油入面"了，已经"占领"你的细胞了，你跟谁作战？这纯属跟自己叫板。

怎么办？

健康减肥有两大制胜法宝，就是"运"和"养"。

现在咱中国人一提到"养"，似乎只有吃！好像这就叫"养"，吃完了以后又不运动，就叫"静养"。这分明是"好吃懒做"的代名词，哪是什么"内养"，简直就是"内堵"。

什么才是"内养"？

把身体调节到最佳的平衡状态，才是真正的内养。

就是调节脾胃的运化功能，调节三焦水道使之通畅，调节肝主升发、疏泄的功能。从现代医学的角度看，就是调节交感神经和副交感神经的平衡，调节内分泌系统和免疫系统的平衡，使身体恢复本有的代谢功能。从心理学角度来看，就是让意识与潜意识之间协调起来，这才是最有效的内养——身心双调的内养。

至于剩下来的减肥也好，瘦身也罢，运送"垃圾"等，都是身体自己该干的活，一旦身体功能运转正常了，正气提升了，"运"的问题也就由身体本身自行解决了。

请问：这些功能有哪一样是跑步机、仰卧起坐、高温瑜伽、减肥药、泻药、节食、抽脂、补品、食疗能够解决的呢？

《易筋经》说得好："凡讲外壮者，多失内养。"这"外动"必须结合"内运"，才称得上真正的"运动"。

我们通过传统的导引术和传统的瑜伽内功，来调畅气机、宣导气血、畅通三焦水道、平衡阴阳，以促进、激活身体自身机能去完成清理"内环境"的目的，有了这些前因，减肥也就成了顺势而为的结果。这样不仅有效，而且丝毫不会伤及正气。

这就是"内调"和"外求"的区别，方向反了，目标必然是反的。

我们通过大量的实例，发现了一个有趣的共性，很多人通过"瑜伽导引法"的整体修炼，到一定时间以后，腰围、腹围开始缩小两寸、三寸，甚至四寸半，人变得轻盈了，便秘改善了，月经正常了，痘痘不见了，面色晦暗消退了，脸上的色斑淡下去了，但是体重一点儿没减。

什么道理？

有一种肥胖的人，身体里充满了浊气，中医形容它为"郁而化热，湿热熏蒸"，使得湿邪阻滞，导致正常的气血无法运行，这类人我们称为"热胖子"。

还有一种胖人，反倒怕冷，我们称他为"冷胖子"，这类人是由于阳气不足，动力不足，当然就无力化湿、化瘀、排浊气外出了，同样也是无力推动气机的运行而形成阻滞。

对此中医有一个治病宗旨——给邪气以出路，而不是关门驱寇、两败俱伤。因此，"瑜伽导引法"的调养重点：一是行气；二是调节脏腑的功能。目的就是通过正气的运行排除体内大量的浊气，这是治疗疾病和肥胖的根本，"气行则血行""气行则湿行，气行则湿化"。

这浊气可没啥重量啊！气血可是很有分量的。因此，减肥不能光看起初的体重指标，健康减肥并不是单纯减体重。

至于剩下来的事情就交给身体自行完成吧，它比你更知道该减哪儿、不该减哪儿。而且，这种调养气血的瘦身方式，不会把人"减"成肉松下垂型。

摩天功、扭脊功帮你通调"水道"

瘦身调理需要系统、整体的修炼才会获得良好的效果。这其中有一些功法，可以帮助我们行气。行气的关键是调理肝气，疏肝理气、活血化瘀，让正气来帮助我们推动浊气、痰湿、瘀血的排出。

比如，摩天功与扭脊功。

【摩天功】

1　双脚并拢（分开也可以），两手十指相交以后，一边吸气，一边用内力从下向外推掌，向上推起整个身体，同时向上抬起脚后跟，气沉丹田，悬息不呼并控制一会儿。整个身体好似一座摩天大楼向上挺拔，头顶天，脚踏地，两手推掌时要有力度。但气一定不可以悬在上面，必须沉下去，不要收腹。

2　收势时，一边呼气，一边慢慢地将两臂下压，经胸前再次梳理三焦，落下脚跟，松开整个身体，分开两腿，闭目放松，体会身体内气血回流的畅快感。这个收势的方法，与我们平常看到的太极拳等中国功夫的收功方法是一致的。

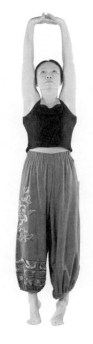
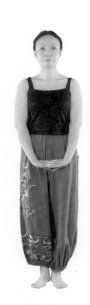

瑜伽的"摩天功"与中国导引术八段锦中的"双手托天理三焦"，有异曲同工之妙，而功效却不在它之下。

摩天功的好处很多，它是一个非常好的调理肝气的功法。摩天功能够梳理肝经、胆经，使郁结的肝气得以宣发，而调肝就可以解除肝气对脾的压制。这是一个既简单又有效的瑜伽"行气功"。

不仅如此，摩天功还能够梳理上、中、下三焦和手少阳三焦经。

"三焦者，水道出焉"，在我们身体里，三焦就是联络和沟通五脏六腑的渠道，有点像五脏六腑的水利枢纽。这个"水道"如果堵塞不通，势必会影响各个脏腑的健康。所以，治理三焦水道就显得尤为重要，治理了三焦，等于打通了身体的排污管道，使得身体的各个"水道"流水不腐。

比如，开头提到的那位为了减肥不敢喝水的女孩，不喝水并不能解决问题。关键是喝进去的水能不能在身体里气化，变成能量、动力，然后在身体里"干活"，把身体里的废物给清理出来，而不是靠不喝水来控制体重，这样身体里面的浊水、浊气、痰湿等垃圾照样还是出不来。所以，减肥必须治理三焦水道，使得"流水不腐"。

如何"治理"呢？看似方法简单，但做到位很重要。

【扭脊功】

1. 调整好坐姿以后，深吸气，呼气的同时向后扭动身体。上身扭动的时候，要从腰骶部发力，以腰椎带动整个上身慢慢向后扭动。一侧手臂撑地，另一侧手臂顶住膝盖稳定住胯部不动，形成自然的阻力。这样可以强化腹部和腰椎的锻炼。

2. 到了极限时，一定要放松腹部（不要收腹），保持轻柔的腹式呼吸，意守腹部扭挤的感觉。这时轻柔的腹式呼吸使腹部形成一种富有弹性而柔和的鼓荡感，使气流在外力的作用下按摩腹壁。

3. 身体往回转的时候，一边吸气，一边松开身体转回前面。全身放松，闭目调整呼吸，体会气血回流的感觉。

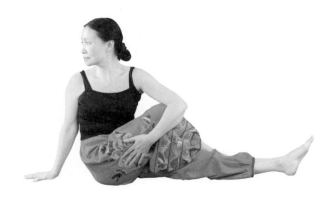

扭脊功，是瑜伽功法当中基础而有效的功法。在整套功法的配伍当中，我常常把它作为首个体式来练习。这个功法的好处实在很多，我们先来了解一下它在调理脾胃当中的贡献。

从表面看上去，它好像只是在转动腰椎，其实它还有一个特点，就是在固定住胯部不动的前提下，放松并调息，这样就可以通过"气式按摩"的方式运转"三焦"，尤其对中焦的运化、内调，取得了事半功倍的效果。

这样的运转方式还可以刺激两胁的肝经和整个胆经，使肝胆之气得以升发，提升"内运"的功能，帮助身体行气、排毒、化湿、解瘀。

很多人都痛恨腹部赘肉形成的"游泳圈"，扭脊功对调治"中心性肥胖"有很好的作用。这个功法能够扭挤和刺激腹部，再加上腹式呼吸所形成的鼓荡，可以按摩腹部胃经上两个"减肥穴"——滑肉门（脐上1寸，前正中线旁开2寸）和天枢穴（脐中旁开2寸）。刺激滑肉门能够促进肠胃的蠕动，天枢穴是治疗便秘和肠胃病的重要穴位，这两个穴位可以帮助中心性肥胖的人清理腹部的"垃圾"。

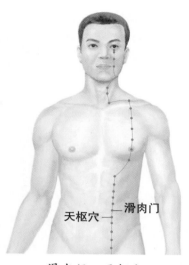

滑肉门、天枢穴

仰卧起坐难以消除"游泳圈"

很多"中心性肥胖"的人，总是寄希望于通过"仰卧起坐"的锻炼，来消除腹部的"游泳圈"，我非常不赞同这种做法，这又是一种徒劳和消耗。

如果是瘦人练习"仰卧起坐"，倒是可以使腰、腹强壮一些。而"中心性肥胖"的人大多已经叠加了两三层的赘肉，再做"仰卧起坐"去挤压那几堆肥肉，不但不能减掉它，就连收紧腹部也是没有可能的事情。你想想看，这堆肥油、垃圾怎么可能被你挤压成肌肉呢？

即使你不懂得内功和内运的调理方式，就算是一种外部锻炼，你也练反了，应该反过来拉伸腹部肌肉的线条，而不是费劲地将赘肉窝成一堆往中间挤压，这样反而会造成气机的阻滞。

最好的方法，就是通过瑜伽的某些特定功法，将腹部反向拉伸，再配合调息，形成对脏腑的内在按摩，宣导气血，增强中焦脾胃的功能，促进"气行则湿行，气化则湿化"，使水湿、垃圾得到运化，进而达到升清降浊的目的。

比如：瑜伽功法中的"眼镜蛇扭动式"，就是"中心性肥胖"极好的调理功法（注意：这个功法不可以作为首个功法来练习）。

【眼镜蛇扭动式】

1 俯卧，双手撑在身体两侧。注意：无论身体抬起来还是放下，都要有控制地一节脊椎一节脊椎地进行。

2 撑起身体以后，尽量把你的肘关节反转向后，这样便于自动撑住身体，也便于身心的放松。最关键的一步，就是一定要在极限上放松腰部、臀部、尾骨、腹部、大腿，一直到脚跟，保持自然的呼吸，体会腰椎的刺激感和腹部的牵拉感。停留 30 秒钟左右，再进行下一步。

3 在确定腰部以下可以完全放松的前提下，再慢慢地以腰椎为轴，向右或向左扭动，注意胯部、骨盆不动。继续慢慢放松腰部以下的各个部位，保持均匀的呼吸，保持 30 秒钟至 1 分钟。

4 慢慢地转回前方，从下至上一节一节地放下身体，趴在垫子上，闭目放松，调整呼吸 1 分钟左右。然后再练习另一边。

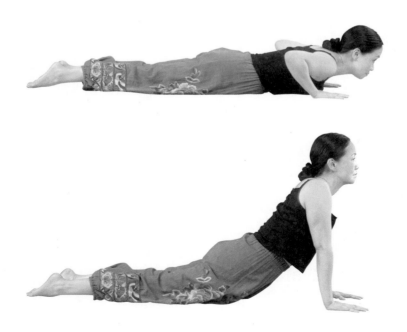

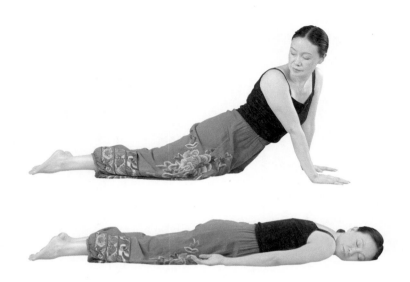

这样的练习方式，不但可以梳理腹部线条，清除堆积在腹部周围的赘肉，促进中焦脾胃的运化功能，而且还能进一步刺激后背上的肝俞、胆俞、脾俞、胃俞、三焦俞、大肠俞等有利于消化的穴位。另外，它还有提臀、收腰的作用。

其实，这个功法不仅仅有利于消除"游泳圈"，它还有一个重要的作用，就是把气血引入丹田、命门，这是身体藏元气和肾阳的地方，只要能够"引气归元"，激活先天之能量，很多身心问题，身体自身就有能力解决了。

瑜伽导引法帮你重塑体质

一直以来，我都把用于瘦身的整套功法称之为"塑身调理功法"，而不叫"减肥功法"，为啥？因为它不是一个直接减肥、消脂、消耗体重的手段，更不是一般意义上形体训练和塑形的概念。之所以称它为"塑身调理功法"，有两层含义：一是指"重塑"健康的体质；二是指通过易筋、易骨的内在修炼方法，"重塑"筋骨，达到"骨正筋柔"的目的。

我曾经做过一个阶段的试验，把一组十分消瘦而希望长胖的人，拉到减肥瘦身的人当中，让他们一块儿练习这套"塑身调理功法"。刚开始时，瘦人们集体反对，我摇头发出了一句感叹："唉！学了半天还是那么死板地理解瑜伽，这满脑子就知道'得'和'失'啊！"这句话一出，瘦人们出于好奇，就全都参与了"塑身调理功法"的训练，结果三个月下来以后，胖人、瘦人各有收获。

之后，大家又说它是双向调节。其实，从中医的角度来看，这两种人都是脾胃功能失调，一个是脾不化湿，一个是脾不生血，把营养物质都挡在了"门"外，偏向不同而已，都是脾虚。

所以，一定要清楚，这并不是一个单纯的减肥、瘦身、消耗的问题。

美国医学专家在对心脏病患者进行研究的过程中，附带得出一个重要结论："食用低脂、高纤维饮食，加上每天修炼瑜伽，实施健康正确的瑜伽方案，不仅能够预防和治疗心脏病、癌症，还能帮助修炼者保持适当体重，其成功率高达 70% ～ 90%。"并指出："没有任何一种减肥方法能达到这么高的成功率，也没有任何一种方法像它那样进行严格、科学的长期调查来证明它的有效性。"（注：该结论出自欧尼斯医生的《吃得多，瘦的多》（Eat More, Weigh Less）一书，该书曾高居《纽约时报》畅销书排行榜榜首。）

但是这位专家也特别强调："修炼瑜伽不是一种形式的时尚。"而且声称：既具有务实经验，又具有完整知识架构，并且接受过良好瑜伽训练的老师，还是少之又少。

小视频：减肥屡屡不成功的原因

小视频：如何调节血脂？

小视频：调节糖尿病的导引古方

八

乳腺疾病，瑜伽解瘀有妙招

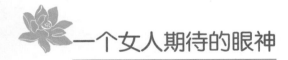

一个女人期待的眼神

有件事一直在我脑海里挥之不去。很多年前我在北京受邀进行一场瑜伽讲座，主题是"走出瑜伽练习的误区"。讲座刚结束，人还没有散去，有一位40多岁的女士，急切地拉着我走到没人的地方，告诉我："老师，我做过乳腺癌切除手术，我想让您看看。"说着就掀起了衣服。

说实话，我不知道如何表达看到那个刀疤后的感觉。我原先一直以为，做过这种手术的人顶多就是乳房没了，真的很难想象眼前的景象，她胸脯的右侧连同整个右腋下的一大片都是深陷进去的，上面隆起很多弯弯曲曲的刀疤，好大一片，几乎快要延伸到后背。

当时我似乎感到她一直在急切地跟我说些什么，但是我一句也没听清。直到最后，我才缓过神来，听到她稍显激动地对我说："您知道吗？我特意花了钱去健身馆，只有一个目的，就是练习瑜伽，因为其他的锻炼都不适合我，敢情我练了半天才发现自己练得不是真正的瑜伽，而是一直在'抻筋掰腿'呀！"

我从她的眼神里读到了她对健康的渴望，同时也理解她对正规瑜伽的期待。

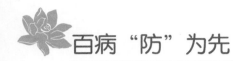

百病"防"为先

乳腺疾病是令很多女性担心，甚至恐惧的疾病。尤其是乳腺癌所造成的伤害，往往不仅是身体上的，还包括对心理产生的影响。据国内外对乳腺癌术后女性所做的跟踪调查发现，很多人的家庭生活都因此受到了影响，有些人的性格还因此大变。

现在，对于乳腺疾病发生的原因，说法很多，我们不妨先来了解一下：

（1）食品药品安全问题。水质污染，农药、化肥、食品添加剂等使用不当，导致许多食品安全隐患。含有激素的保健品及化学药品等，使人们的健康遭到威胁。

现在又出现了"植物激素"，什么膨大剂、催红素等。比如，夏天吃西瓜，我们都喜欢皮脆沙瓤的，现在就有一种"沾刀裂"的西瓜，刀尖儿一插入瓜皮，"啪"的一声瓜就裂了，有些就是用植物激素在投你所好。

而乳腺是女性多种内分泌激素的靶器官，医学已经确认：身体内雌激素过高，雌激素与孕激素的平衡失调，是促使乳腺癌发生、进展的危险因素。

（2）过食荤食、肥胖。医学研究证明：脂肪与蛋白的摄入量与体内雌激素水平有关。

（3）熬夜、压力、紧张、抑郁、焦虑，导致自主神经功能紊乱、激素水平失调、免疫功能低下。

（4）大量寒凉之气在体内凝结。俗话说"血总是热的"，血液"得温则行，遇寒则凝"。而现在很多女性从穿衣到饮食，都常常贪凉。尤其月经期最怕寒凉，寒邪侵入血分是一件很麻烦的事情，乳腺与月经又是相关联的，因此容易形成包块、增生、瘀血等问题。

（5）胸部气机不畅。如果长期不运动、窝胸，或者胸罩、束身衣紧勒，都会造成胸部气机不畅，气机、血脉不通。

我们再来看看乳房周围到底有多少条经脉循行。肝经、胆经、胃经、脾经、肾经、冲脉、任脉，以及肺经、心经、心包经，这些经络受阻，都会影响乳房，所以中医治病讲究整体辨证、强调因果关系。

我在给一些人刮痧的时候，发现她们的乳房反射区（在后背与之对应的区域）里有各种结节，块状、条索状、石子状的，还有搓板型的结节，而且很硬、比较疼。我说她们有乳腺增生，她们回答我："没有！"我问她们："月经前乳房胀痛吗？"不少人说很痛，尤其在走路、坐车颠簸时非常痛，已经好多年了。有人反问我："这不是女人正常的生理现象吗？我一直都是这样的。"

现在好多人很是奇怪，把身体的疼痛当成正常的生理现象，好像只要能忍就不叫病。这种做法是很害人的，如果一而再，再而三地无视身体的"报警"信号，久而久之，你就不怕真的有一天"狼来了"？所以，我经常呼吁大家要培养一点"健商"。

让瑜伽成为你的 "粉红家园"

"粉红丝带"的公益组织，很多人都知道，旨在关爱乳腺癌的女性朋友，这是一件很有意义的事情。但是，除了精神上必要的关怀和早预防、早发现、早治疗的宣传之外，我们关爱的内容不能只是停留在请一些医生教会大家如何在自己的乳房上摸出结节和发现肿块，然后尽早把自己送进医院医治。

因为我发现，有些注重这种自检方式的女性，已经快形成"疑病症"了。每当她们在仔细摸查、寻找这些结节、包块的时候，难免抱着一种紧张的心态。

人最担心、最恐惧的事情是什么？心理学家曾经研究发现，就是对于未知的恐惧。乳腺疾病也是这样，与其让她们三天两头地在自己身上"寻找"疾病，等待病成的那一天，我们是不是可以在它没有发生之前，或者没有形成严重后果之前，尤其是没有摸出结节、包块之前，帮助他们为自己主动地做些什么？哪怕是减小一点风险和危害，对她们也算是一种已知的、主动的预防和安慰吧！

乳腺疾病，中医称为"乳癖"，包括乳腺增生、结节、肿瘤，总而言之是乳腺里面长出了不该长的东西。你说，这人原本好好的，怎么就多出了这些莫名其妙的"异物"呢？而且这些多余的坏东西，肯定不是一两天长出来的。

中医认为"百病生于气"。"气"这个东西原本是无形的，但是不断的气滞、气聚、气郁，就会由无形慢慢变成有形之物。气滞必有血瘀，瘀血就是有形之物，并且是肿瘤形成的温床。所以，其共性不是"气滞"就是"血瘀"，简而言之就是"不通"！

你看，乳腺增生的人之所以会在经前期感到乳房胀痛，就是由于"离经之血"憋在里面，要出来没出来。一旦这离经之血出来了，马上就不痛了。这种人在经期往往伴有痛经、偏头痛等，这就是所谓"痛则不通"。

中医认为，这与肝气不疏有直接关系，是一种肝郁的病。

《黄帝内经》告诉我们："肝病者，两胁下痛引少腹，令人善怒。"这两胁正是肝胆经循行的部位，而且这"两胁下"正好聚集了肝胆经上的几个大穴——章门、期门、京门、日月。所谓"日月"代表阴阳，而其余的三个都叫"门"，它们就相当于五脏的门户，既然是"门户"就必须开关自如，"开而不合"就会疏泄过度，"闭而不开"势必内郁、不通。

凡有乳腺疾病、月经不调，尤其是痛经或者乳房胀痛的人，这几个穴位一定痛不可触，这就说明你的这些"门户"开关失灵，不是肝气郁结，就是肝阳上亢或肝血不足。

我们既然找着"门儿"了，接下来就要想办法使这些"门"怎么"户枢不蠹"。

◉ 疏肝解郁的固肩式

瑜伽当中有一个功法，叫"固肩式"，是一个疏肝理气的好功法，它能够帮助我们打开这几个"门户"，还可以促进乳房区域的血液循环和淋巴的回流。总之，还是那个字——"通"！气通则脉通，脉通则血通。这就是最好的养肝、养血的方法。

固肩式，可以提拉、按摩乳房，而且对两胁肝胆经的梳理效果非常明显，尤其可以刺激和调节肝胆经上的几大"门户"——期门、章门、京门等。

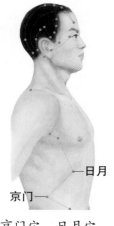

京门穴、日月穴

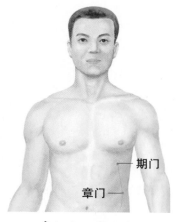

章门穴、期门穴

但是，练习固肩式，必须结合调息、内力、放松等"内功"的因素，才能对乳腺周围的各个通道产生良性的刺激，促进淋巴的回流和经脉的疏通，而不是随便地摆上一个"造型"。

【固肩式】

1 跪坐在脚后跟上，两手十指交叉，掌心向上放在腿上，先将呼吸调匀，等待心神安宁之后再进行下一步。

2 吸气，同时缓缓抬起双臂；呼气，掌心托住后脑勺，打开两肘和胸腔，均匀地呼吸。

3 呼气的同时，将一侧的胳膊肘拉向脑后，用另一只手向下拉伸上面这只手臂，慢慢地加大力度，头和后背要尽量向后倚靠，腹部慢慢放松，调整均匀的腹式呼吸。

4 反方向再做一次。

5 最后，也是十分关键的一步，就是慢慢放下手臂，闭目放松，调整呼吸，静静地体会锻炼过的肢体部位有明显的气血回流的感觉。

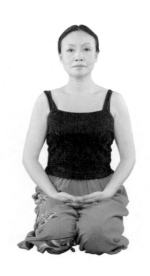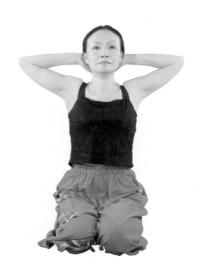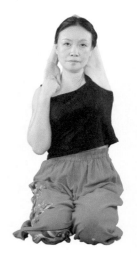

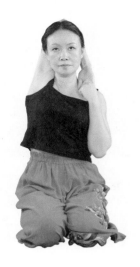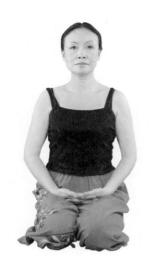

 提示

　　上面的胳膊应渐渐地放松，不用一点力气，力道要使在下拉的那只手臂和头部，后背向后倚靠。这时你感到舒服就对了，如果浑身较劲儿就一定错了。

　　练功要有阴有阳，动静结合，才能产生"内运"，从而疏通经脉、宣导气血、调治疾病。

带脉——系在女人腰间的"粉红丝带"

　　我曾经认识一位年轻女孩，她20多岁，长得白皙漂亮，身材也很好，看不出身体有多大问题，只是脸色稍显苍白，近看会发现她的两边脸颊上有一些淡淡的斑。

　　从表面上看不出什么身体问题，我给她检测了一下体质，检测的结果竟然是瘀血体质。瘀血体质并非少见，问题是她才二十几岁就已经形成瘀血体质（还不是一般的瘀血倾向），难怪脸上开始长出瘀斑。

她身体的血瘀与阳虚有一定关系，我问她是不是怕冷，她说自己常年手脚冰凉，连夏天都凉，她居然还反问我："不是听说夏天手凉好吗？我很多年都这样。"真让我哭笑不得。

再往下问，问题越来越多，每次月经只有一天就结束了，量也非常小。我又问她是不是受了大寒，她说没错，在写字楼里一待就是四年，夏天中央空调非常凉，她甚至要穿羊毛衫，但是下面穿的还是丝袜、短裙，常常冷得头皮发紧。

我让她每天跟练"日常调理功法"，修炼不到一个月的时候，有一天，她突然大惊失色地告诉我："老师，吓死我了，我这两天在家休假，月经量怎么这样多，我都没有防备，结果床上都是……"

其实，这才是正常的月经量，她却从来没有"见识"过，我赶忙问她有没有紫黑色的血块，她说有好多。我知道这是好事，我说："你放心吧，这是瑜伽导引气血解瘀的结果，过一段时间，你这脸上的瘀斑也会开始淡下去的。你已经有明显的宫寒了，千万不能再受风寒了，否则，将来会影响结婚生子的。"

这是"瑜伽导引法"的两大优势在她身上反映出来了，其一是气脉开始畅通了，气脉一通就可以起到温通血脉的作用；其二，血脉温通、阳气上升以后，就可以起到化瘀的作用。瑜伽的很多功法可以取得非常不错的温肾、暖宫、调理月经的效果。而月经是否正常，跟女性的乳腺健康也有着直接的关联。

比如，带脉对于调理女性妇科疾病就至关重要，它上通乳腺，下通子宫，如果能够使它"运转"正常，就可以获得很好的解瘀效果。它像一根带子一样循行在腰间，因此我称它是"系在女人腰间的粉红丝带"。

如何才能利用好这根上天赐予我们的"粉红丝带"呢？

只是从外表去按摩、敲打它，难免有些局限，而且难以"运转"整条带脉。而通过瑜伽导引法的修炼，可以使功法结合内气形成一种"气式按摩"，由内而外梳理整条带脉。

下面的这两个功法——腰旋转式、猫伸展式，就可以很好地"运转"带脉，并且解郁、化瘀。

【腰旋转式】

1 两脚的距离尽量分开稍大一点，两手十指相扣并反掌向下，随着深吸气的同时推掌向上，然后仰头向上，眼睛看手。

2 呼气，从腹股沟部位开始慢慢下弯。也就是说，身体要尽量弯成90°，同时要伸展后背，向前推掌。

3 尽量保持胯部不动，吸气，慢慢地向左旋转腰部并伸展手臂保持推掌，同时内悬息，稍事停留后，再呼气，同时回到动作2。

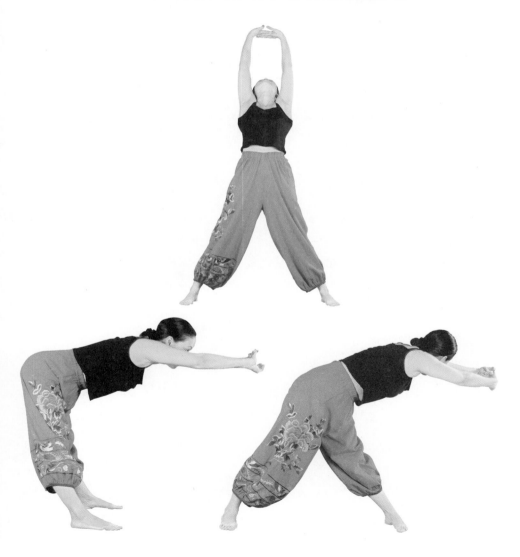

4 依照动作 3，反方向做，然后又回到动作 2，向前推掌。

5 起身直腰回到动作 1，吸气向上推掌；然后，缓缓呼气、向下压掌、收功。收回两腿，闭目调息，全身放松，体会身体温通的感觉。

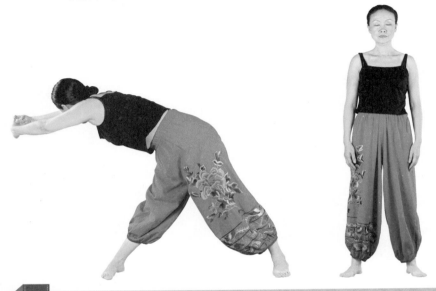

提示

重复以上练习 3～6 次。

猫伸展式是一个"阴阳双开"的功法，在我们中国传统的养生功法中，有"阳开"和"阴开"的说法，就是开阳经或者开阴经。而猫伸展式这个功法，可以起到阴阳双调的功效。

【猫伸展式】

1 跪坐在脚后跟上，慢慢俯身向前，先将你的两只手臂向前伸展到极限，而臀部要保持下坐；然后，彻底放松腰部以下的部位，自然地调整呼吸。

2 两手掌在原来的位置上保持不动，然后慢慢撑起身体，一边吸气，一边塌腰、抬头、向上顶尾闾（尾椎），眼睛用力上翻，腹部下沉。如果你感到了小腹的重坠感和腰椎、骶椎的酸胀感同时出现，就证明做对了。

3 呼气，同时反向拱背向上，用内力渐渐宣开后背，一定要将头和臀部往内收，这样可以很好地开脊通督，并且由内而外刺激带脉。

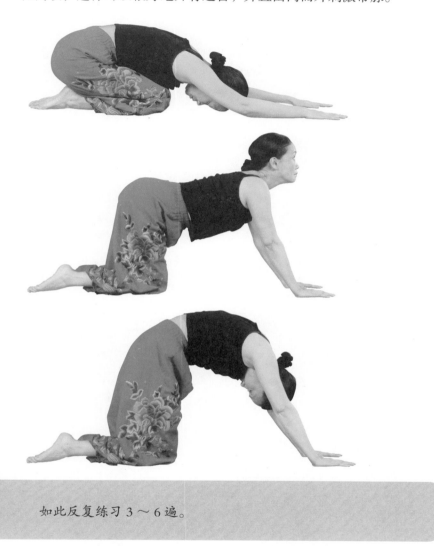

提示

如此反复练习 3 ～ 6 遍。

猫伸展式是非常好的调节功法，但是要想真正练好它，并且达到最佳的调理效果的话，就必须在平时多练调息，然后逐步把它运用到"猫伸展"的功法当中。如此练习，你就会明显地感觉到外部的动形到内气的运行以及内力的推动，这就等于放大了人体的"原始动因"。

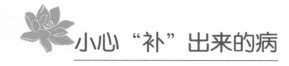

小心"补"出来的病

十几年前，我有一位好朋友不知道受到谁的影响，突然开始大吃蜂王浆，大概是由于吃得过多，结果在很短的时间内，竟患上了"巨乳症"。可以毫不夸张地形容，她跟人说会儿话都要两手叉腰才能直起腰板，巨大的乳房压迫了心肺，连说话都气喘吁吁。

一味地乱补，实际上是在给自己找麻烦，而且补出来的病很难治，因为常常会掩盖病情，误导医生的诊断。如果是已经身患肿瘤的病人，家人更要注意不可给其乱补。

我们前面提到过，现代人动不动就给自己来点儿阿胶、蜂王浆、雪蛤、蜂胶、燕窝什么的，殊不知湿盛者多而阳盛者少，补不好容易补出问题来。尤其现代人，很多是脾虚湿重的人，如果您推波助澜，再给自己加上这些滋腻难化的补阴助湿之品，肯定会补出问题。难怪清代医家黄元御再三痛骂："后世庸愚，补阴助湿，泻火伐阳，病家无不夭枉于滋润，此古今之大祸也。"可是，他痛骂的是庸医害人，可现在倒好，不用庸医害人，自个儿主动花高价自我伤害。

脾乃后天之本，气血生化之源。你想想看，这脾土、脾阳都被痰湿给困死了，你还要用这些胶着、黏腻的补品，吃进去消化不了，又出不来，它在里面又温又湿的环境中待着，不滋生出瘤子才怪，要不中医常说"顽痰生怪病"。

虽然现代医学的说法不同，但结论是一样的，过多食用这些含有雌激素（雌激素在中医看来就是阴性的东西）的补品，容易罹患乳腺癌、子宫内膜癌等。西医认为这是打乱了身体内部的平衡，包括激素间的平衡，这种平衡也就是中医所讲的阴阳平衡。

因此，补品要慎用，更要因人而异、因证而调。其实，对于每一位希望健康的人来说，最重要的是气脉常通。

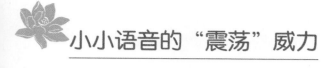

小小语音的"震荡"威力

其一，我们知道肝是不受补的，因此通过补品不能解决肝经、肝气的问题，也不能解决乳腺疾病的问题。其二，肝脏疾病又不适合过多的药物治疗，因为这会加重肝的负担。其三，乳腺疾病一定与精神、心理因素有关，这就不是单纯的医药能够解决的问题了。

因此，在预防乳腺疾病方面，"瑜伽导引法"是一种主动的调节、锻炼方式，既无毒副作用，还可以身心双调。即使是乳腺癌康复人群也可以用"瑜伽导引法"（注意：我指的是正规的传统瑜伽，而非时尚的"外形瑜伽"）来调节身心，预防复发。

就内分泌系统而言，在大脑当中，有一个很小的腺体，叫"松果体"，别看它小，对我们身心的影响却很大，人的紧张、放松、压力、免疫力、睡眠等，都与松果体分泌的褪黑激素有关。

现在，美国学者在临床医学研究中发现：褪黑激素的缺乏易导致乳腺癌和前列腺癌的发生。而他们又通过大量的临床检测发现，瑜伽语音冥想，在脑部所产生的共振以及放松、静心等作用，能够刺激松果体分泌褪黑激素，起到预防、调理乳腺和前列腺疾病的作用，而且它还有极好的降血压作用。

垂体也位于大脑中，是人体重要的分泌腺，分泌多种激素，这些激素对代谢、生长、发育和生殖等有重要作用。

我们可以采用配合呼吸的方法练习，这样可以起到身、气、心同时调节的作用。

配合呼吸的"om"（噢姆）发声，可以通过气流振动，在颅腔内产生共鸣，依次刺激我们的下、中、上丹田，上丹田位于我们的脑部，而松果体以及垂体也都位于我们的脑部，这就意味着"om"发声可以通过气流所产生的振波，直接刺激、按摩、调节松果体和垂体，使它们能够正常地工作。这样就可以达到缓解压力、调节内分泌的效果了。

另外，语音冥想本身就可以使人心归一处，而心主血脉，静心安神也是调节激素分泌的一剂"良药"。乳腺恰恰是多种激素的靶器官，受激素的影响较大，如果激素分泌正常，乳腺功能就会正常。

【语音冥想"om"】

1 采用莲花坐或者半莲花坐、简易坐都可以。身体放松，但要含胸拔背，肩肘下沉，调整腹式呼吸。

2 用完全呼吸法或者腹式呼吸来练习这则语音冥想，吸气的时候默念"om"，呼气时发"噢"的音，气息从下丹田发出，气流会自然地由下往上，经中丹田（膻中穴部位）时发闭口音"噢嗯"，但要注意嘴巴是轻轻合上的，口腔和喉部要打开，留有空间，这样才能产生共鸣和振荡，对脑部形成良性的刺激。

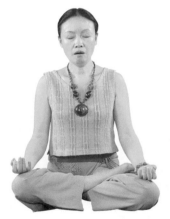

> **提示** 整个过程都是气流推动的，不是用声带硬喊出来的，这一点很重要。

小视频：声波导引，调节乳腺疾病

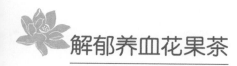

解郁养血花果茶

玫瑰花 6 朵、枸杞 20 粒、大枣 6 颗，将玫瑰花、枸杞用开水冲洗一下，大枣掰开（用火烤焦更好），一起放入杯中，用开水冲泡，放置一段时间待营养成分释出以后再喝。

玫瑰花入肝经，有开郁、解瘀的功效；枸杞有滋补肝血和柔肝的作用；大枣既补气、补血，又养脾胃。中医一向认为调肝一定要调脾，叫"知肝传脾，当先实脾"。本方具有养肝养血、解郁活血、健脾胃的功效。

这些花果都没有药物的毒性，可以在日常生活中当茶饮。如果在瑜伽练习的前后，分别喝上这样一杯温热的花果茶，既有助于营养的吸收，还有利于练功时的气血循环、气脉通畅，您不妨试试。

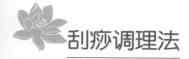

刮痧调理法

刮痧对辅助调理乳腺疾病和解瘀有很好的作用，还可以调节经期肝阳上亢引起的偏头痛、发怒等症状，当肝胆得以疏泄、条达的时候，郁闷、发怒的情绪也就自然缓解了。

也就是说，刮痧可以帮助我们有效地刺激某些重点穴位，而"瑜伽导引法"则有助于梳理、通调经络，各具优势，两者配合调理，无异于"强强联合"。

刮拭的重点部位：

首先在以下刮拭的部位要分别涂上刮痧油，然后再开始刮拭。

（1）后背膀胱经上的肝俞穴、胆俞穴。从上往下刮拭，如果发现结节，最好慢慢地把它刮散，这样就化解了瘀滞。

（2）乳房所对应的后背反射区。刮拭的时候由中间向两侧刮。大多数女性在这个区域都会刮出很多痧痕，并且会发现很多块状或者条索状、石子儿状的硬结，要慢慢地把它解开，不要指望一次刮通，那样会消耗气血，等过几天痧退了以后再刮，结节散开以后，隐患就可以消减很多。

（3）期门穴、章门穴、日月穴、京门穴的区域。只要你顺着肋骨的方向刮（如右下图），这几个重要穴位就都能刺激到。

（4）任脉膻中穴。膻中为"喜乐出焉"，刮拭这里可以起到开郁、解闷、宽气的作用。从上往下轻轻地刮拭。

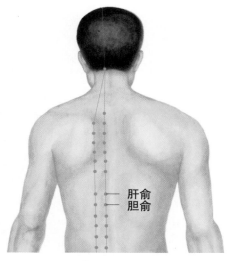

肝俞穴、胆俞穴

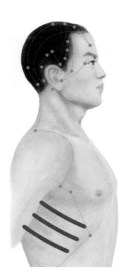

刮痧方向

小视频：乳腺疾病，重在调气

九

顺调更年期——人体的重新整合

更年期为何令人不爽

切不可人为推迟更年期

瑜伽导引法助你顺调更年期

更年期"养阴法"

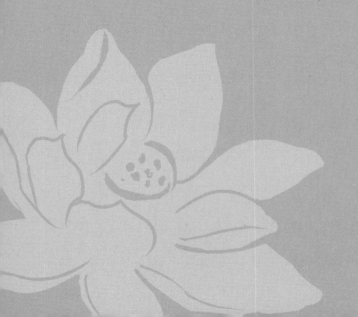

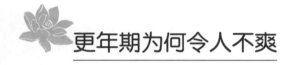

更年期为何令人不爽

提到更年期，我们往往会想到女性朋友，其实男女都有更年期。女性一般在 45～55 岁，男性在 50～60 岁。在这个年龄段我们的气血开始逐渐衰弱，这是一种自然规律。

既然是自然规律，我们就不能回避它，也回避不了。首先必须面对它，而且要用平和的心态接受它，不必恐惧它的到来，应当找出尽量好的方法平稳地度过更年期。

要想平稳地度过更年期，我们首先要了解更年期是怎么回事？

更年期或者快到更年期的女士，往往会有一种精神负担，认为自己绝经了，不再年轻了，人老珠黄了，从此人生暗淡无光了。

其实，更年期的变化只是我们人体进行的一次重新整合，"整合"好了，对女性朋友来说，就相当于另一个生命旅程的开始，一种摆脱了诸多身心枷锁的（生儿育女、工作压力、家庭拖累等）新的生命旅程的开始，它是一个由阴转阳的过程。

你看老年人当中，又唱又跳的大多是老太太，有的人一辈子也没看出有什么艺术细胞，到老全迸发出来了，还一发不可收。而有的"老头子"阳光了一辈子，到老却成了"老宅男"，这反倒是由阳转阴的过程。

女性更年期调整好了，往往健康、长寿。反之，也有的人到了更年期以后身心长时间调整不好，身体就此衰弱。因此，若要平顺地度过更年期，就要做好更年期的调养。

有的朋友认为更年期的种种不舒服是必然的，因而听之任之；有的人一有风吹草动就惊慌失措，病急乱投医，人云亦云，今天用激素，明天吃补品。这些做法都会对以后的生活和生命质量产生负面影响。

有朋友要说了，关键是更年期会给我们带来各种不痛快呀，不着急不行啊。

我们先来了解一下更年期会出现哪些令人不痛快的症状。

◉ 更年期综合征

更年期的女性常常会出现心烦、易怒、失眠、潮热盗汗，身上脸上突然长斑，甚至出现更年期抑郁症等。现代医学所采取的方法是睡不着觉就让吃安眠药，心烦就给镇静药……没有什么太好的办法。要不就是使用雌激素，但是这个量的把握很难恰到好处，少则效果不明显，多则暗藏乳腺癌后患。现代医学发现，之所以有人到了70多岁以后还会发生乳腺癌，往往与更年期激素分泌失调有关。

而中医认为，之所以出现这些症状，无非有两个方面的原因：其一是生理因素，其二是情志因素，这两者之间又相互影响。因此，要综合起来看，要身心一块儿调理。

◉ 不舒服又是怎么产生的呢?

《黄帝内经》说得很清楚：女子"七七，任脉虚，太冲脉衰少，天癸竭，地道不通"。也就是说，女人到了49岁左右，出现更年期是因为任脉、太冲脉开始衰弱了，气血开始不足了。

虽然更年期是自然规律，但并不意味着对"更年期综合征"也要消极对待。

为什么会不舒服呢?

（1）任脉虚

从中医角度来讲，肾精一旦不足，肾气一定不足，就不能化生元气并推动人体产生"天癸"。因此，这也是一个"精气神"的互动过程。

另外一个原因就是"太冲脉衰"，太冲脉跟月经有关，"太冲脉衰"月经就开始紊乱或者绝经，出现"地道不通"（即绝经）。这种紊乱、动荡、调试的过程，打乱了过去的身体秩序，自然令人不爽和不安。

（2）脏躁

由于"天癸竭"，精血亏虚，使得五脏失去滋养，人体缺少了"润滑剂"，导致脏躁，出现精神忧郁，或烦躁不宁、无故悲泣、哭笑无常、喜怒不定、呵欠频作等症状。肝藏血，肝主怒，肝血一虚，就爱急躁、发怒或抑郁等；肺主悲，肺阴血不足，所以爱哭；阴液亏虚不足以养阳，导致阴阳不能平衡，阴不制阳，因此阳相对过盛，就会蒸发津液变成汗液，而产生潮热盗汗、自汗，使阴液更加亏虚。

另外，中医认为五脏的问题会直接影响人的情志，所以令人不爽。

（3）体内有瘀血

更年期的女性要注意，身上、脸上突然长斑，身体常常出现比较固定的疼痛，或者舌系带的静脉发青紫或发黑，出现这些症状的朋友要留心，这证明你体内有瘀血。

而"瘀"和"郁"是一对难兄难弟，相互影响。如果不加以调理，就会恶性循环，导致身体不适，甚至产生肿瘤。因此，更年期往往也是肿瘤的高发阶段。

切不可人为推迟更年期

我有一位朋友长期使用羊胎素和蜂王浆。她只要一停蜂王浆，很快就会感冒，而且内分泌严重紊乱，人很胖，很虚，稍微爬几层楼梯就喘。四十刚出头就闭经了，又用药给调出来了，但始终还是断断续续的。

目前，很多人在更年期的调理上存在很大误区，我们常常会见到如下一些情况，应该引起重视。

◉ 用激素推迟绝经

有些人错误地认为，绝经的时间越晚，就表示衰老的速度越慢，于是就用激素类药物或者激素类保健品，以维持月经的到来。很多西方的女性常用这种方法来推迟绝经。现在我们国内也可以看到大肆宣扬"推迟更年期"的广告。

这种做法是绝对不可取的，是违反自然规律的，难道更年期是你想推迟就能推迟的吗？想想看，如果你已经"天癸竭"了，月经没有了，加上这个时期阴血本来就虚少，而你偏要通过激素把它"催生"出来，那可就不是什么"离经之血"了，而是你身体里正儿八经的气血。这哪是延缓衰老，这无异于强行"放血"，分明是在人为地耗伤津液，促使机体提前衰退。

不光是激素类药物，其实也包括含有激素的保健品、补品等，都是不可取的。

所以，不要以为你还没到绝经年龄，就不该闭经。这并无年龄上的统一规定，而由个人的体质说了算。首先一定要弄清自己是闭经还是正常绝经，才能决定如何调理。

另外，我想提醒大家两点：

（1）长期服用激素会导致早衰

长期服用激素（包括含有激素类的补品、营养品，以及各种垃圾食品）会导致早衰，这不仅仅是说更年期的人群，对于各年龄段的人群都一样有危害，尤其是造成未成年人性早熟，早熟将来必定早衰，而且对脑部及智力发育有不利影响。

（2）长期使用激素诱发乳腺癌

我曾提到过一个朋友用蜂王浆，最后补出个"巨乳症"的真人真事。同样，也有人整天琢磨吃什么燕窝、雪蛤、灵芝等，最后补出乳腺癌的。

几年前，一位朋友让我一起去看望她的一位患了乳腺癌的朋友，这位朋友由于做了化疗和放疗，头发已经非常稀少了，但她还在不停地告诉我们，她如何有钱，可以长期吃燕窝和虫草。你从她说话时的眼神当中，都能看出某种固执，我们也只能无奈地敷衍她两句。此时，你如果告诉她这样很有可能连肿瘤一块儿"补"了，可想而知她必会不屑一顾。半年以后她去世了。

国医大师朱良春老先生曾经告诫过肿瘤患者："正常人是按部就班地吸收营养，而肿瘤是疯狂地掠夺营养。"

更年期的女性首先要注意的就是防止体内产生瘀血，有些患更年期综合征的女性常常感到郁闷，而气郁、气滞久了就会导致血瘀。所谓"瘀血不去，新血不生"，人的体内一旦有了瘀血，新血就不生了，你还补啥？越补垃圾越多，越补瘀血越多，花钱买病，实在是冤枉。

瑜伽导引法助你顺调更年期

聪明的人懂得顺势而为，而不是它要老，我偏不让。月经没了，不行！我非得让它来……这岂非跟自己过不去？这样只能适得其反、事与愿违，这种教训太多了！

其实，更年期的调节关键在于阴阳调和、平衡，我们要做的就是顺势而为，帮助身心适应内环境的变化，并且相应地做一些调整，我称其为"顺调"。这样就可以根据这个阶段的生理、心理特点，主动调整更年期综合征的种种不适，平稳地度过更年期。更年期只是一个过程，但这个过程"转型"的好与坏，对晚年健康会有直接的影响。

瑜伽导引法便是这种顺势而为的调理方法之一，它在宣导气血、疏通经脉、安神静心、平衡阴阳方面都有独到之处，它的以静制动、形神兼顾、身心合一的锻炼方法，尤其适合男女更年期的"转型"调节。

以"三角伸展式"先开气机

在更年期诸多的不适当中，有几个比较突出的表现——敏感、烦躁、郁闷、爱哭。中医认为"肝藏魂，肺藏魄"，而魂魄喜静不喜动、喜阴不喜燥，这时候若阴血不足，阴不制阳，魂、魄就待不住了，因此出现上述症状，而且有些人严重的时候会表现为歇斯底里。

三角伸展式，可以帮助我们打开胸部的气机，心、肺的气机一打开，全身的气机才能开，因为"肺主一身之气"，又是水的上源，主宣发、肃降和全身的水液输布，膻中穴又名"开心穴"，所以打开了这里的气机就可以宽胸理气、疏通经脉，消除郁闷之气。

另外，更年期的女性多数阴血不足，肝藏血也随之减少，这就会影响肝气的升发和疏泄，使肝火旺、肝阳上亢，表现不是脾气大就是郁闷，还可能出现五心烦热。肝火一旺，心火也会大，又影响了"心藏神"的功能，因此常常失眠、多梦、潮热盗汗。

这时练习"三角伸展式"，可以顺势帮助更年期的女性通调肝经、胆经，以及手三阴经（肺经、心包经、心经），起到疏肝理气和调节血脉的作用。

如果我们只是从外部按摩、敲打这些经络的话，顶多只能梳理一小段，病气又会顺着经络通道上行，或许反而会出现偏头痛和睡不着觉的情况，也就是说，这样难以通调整条经络。而练习"三角伸展式"，只要注重内在修炼，并不需要强求侧弯的幅度，就可以从内部疏通整条肝经、胆经和手三阴经。

这个功法看似简单，但如果掌握不好要点，就等于只做了一次不疼不痒的广播操，不可能起到打通经络、宣导气血的作用。如果追求高难度的弯腰幅度，又反倒会削弱这个功法疏通经络的效果。

"三角伸展式"也是我非常喜欢和最乐意推荐的功法之一，因为在练习它的过程中，常常会带给你意想不到的惊喜。如果练习到位，你应该能够体会到气血在多条经脉涌动的热、胀或酸痛感。要好好用心去体会，不要匆忙行事而错过了它给予你的馈赠。

【三角伸展式】

1　两腿分开稍大一些，两手臂平举。先调整好呼吸，吸气不呼，沉入丹田，同时将两手臂用力向外延展，仿佛有两个人向相反方向拉你的两臂一样，将肩膀向下沉。然后，呼气一次，胳膊就往外撑一次，如此三呼三撑。这时你会感到手臂有胀痛或酸麻的感觉，气感直达指尖。

2　一边呼气，一边向你的左侧弯腰，右手臂向上，左手臂自然地放在腿的侧面，在这个体位上均匀地呼吸。待呼吸调匀以后，深吸一口气，呼气的同时继续用力向上、向下拉伸两臂，做深长、缓慢的腹式呼吸，还是一呼一撑，上手臂向上拉伸，同时下面的手臂顺着腿部慢慢下滑，感觉手臂的两端越拉越长。此时，用心去体会两胁肝胆经的紧绷感以及呼吸所带来的鼓荡感。目光凝视上方的指尖，眼睛要用神。这时候，不仅打开了心肺的气机，疏通了整条肝经、胆经、心经，还以"内气"的方式按摩了带脉。

3 再回到平举的状态，调整呼吸，稍稍放松身心，待心率平稳后，再按同样方法做相反方向的练习。

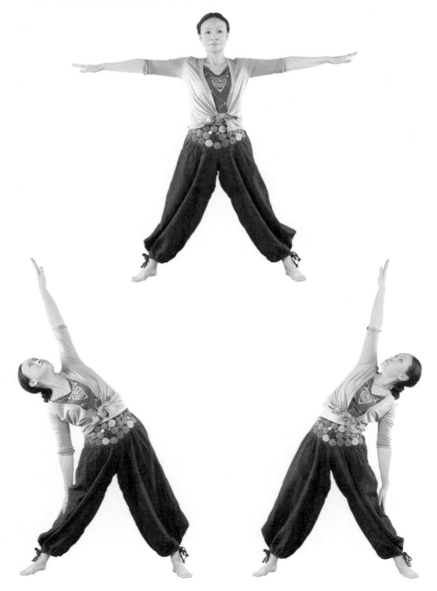

束角功、竖腿功再开"水泉"

脏阴不足、肾阴亏虚会引起潮热、盗汗、烦躁、易怒、眼干等症状。"肾主水"，如果我们找到身体当中的"水泉"，打开它就可以使我们的脏腑得到很好的灌溉，缓解"脏躁"和肝火旺、心火旺的问题，这也是中医当中"滋水涵木"的原理。简单地说，这就好比老树，它之所以能枝繁叶茂，关键在于树根扎得深，根深才能叶茂。人呢，肾就是根，"天癸"来源于肾精。

前面的章节曾提到过，在我们脚后跟的"水经"（肾经）上聚集了很多"水穴"——涌泉、太溪、水泉、照海、复溜等，这些穴位都暗含"肾水"的意思，我把它比作身体当中的"水泉"。它不仅有补肾阴的作用，同时也补肾阳，比如，照海穴是八脉交会穴，肾经经水在此大量蒸发，气化之气上行天之天部。

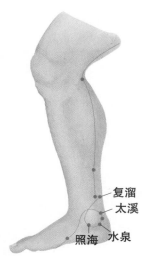

瑜伽的"束角功"和"竖腿功"，就是锻炼我们的肾经、激活"水泉"的好功法。

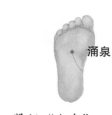

肾经"水泉"

我们在练习中经常发现，这两个功法，尤其是"竖腿功"，体内湿浊较盛的人练习后，往往会出现小便突然增多的"走肾"现象，就是因为"水泉"的功能加上膀胱经的气化功能共同作用而出现的除湿利尿的反应。因此，这两个功法对生殖系统和泌尿系统都有很好的调节作用。男士也同样适用。

束角功，连孕妇都可以练习，对产后的恢复也有很好的帮助。用在更年期的调理方面，首先它锻炼肝、肾、脾这三条阴经，在极限上会打开你的骨盆，使你的子宫、卵巢和整个生殖系统得到放松和按摩，还可以刺激尾闾，使脊椎形成自然的"含胸拔背"，使肾水上行。

【束角功】

1 两脚掌相对，坐定以后，两手十指交叉"兜"住两脚就可以了，不要使劲合起脚掌，放松腰腹部，做 3 次均匀的腹式呼吸。

2 待心平气静以后，抬头打开任脉，塌腰向前倾身。保持 30 秒钟左右。注意：不要窝胸弓背前弯。

3 到了极限后，放松你的大腿、膝盖、脚踝，调整呼吸，每次呼气的时候就缓缓地向下放松，一呼一松。

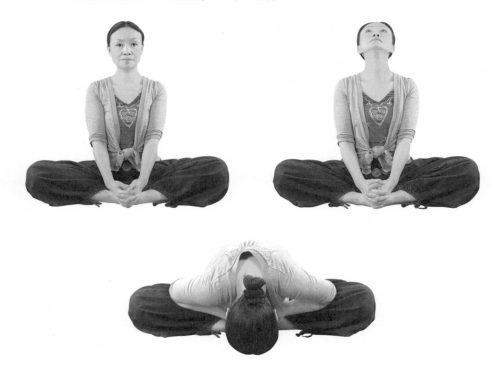

提示　　身体上抬的时候，要充分运用你的颈椎，以颈椎带动整个脊椎向前拉伸，同时也锻炼任脉。瑜伽导引法当中经常要配合这样的伸展脊椎的功法，我把它称为"龟伸"，这也算是一个长寿之象。

竖腿功是一个简单易行但功力很强的功法，很多男士也非常喜欢练习这个功法。它可以通过足跟部的锻炼帮助我们打开"水泉"，滋阴补肾。

这个功法还能够锻炼和拉伸股四头肌，起到按摩、牵拉膝关节的作用，通过松紧有度的收放式锻炼，将气血送入腿部的各个关节，使关节灵活。保持腿部关节的灵活就意味着抗衰老，防止机体从下往上一点点地退化。

竖腿功还可以起到预防静脉曲张的作用，能够促进腿部的血液循环。

【竖腿功】

1 平躺在垫子上，两腿稍分开，两手臂放在体侧，掌心向下，仰卧调整呼吸。弯曲左腿，左脚放在右膝的内侧。

2 吸气的同时绷直右腿和脚背，有控制地上抬，尽量抬高到九十度的位置，可以用手臂推地的力量辅助支撑一下（待练习久了以后，就尽量不要依赖手臂的力量了，容易分散气血）。

3 呼气，同时用力勾起脚趾向下压，保持膝关节挺直，控制10秒钟左右。如此重复三次绷直、勾起。这时你会感觉到腿后的膀胱经有强烈的酸胀感，注意力意守这种刺激感就好了。

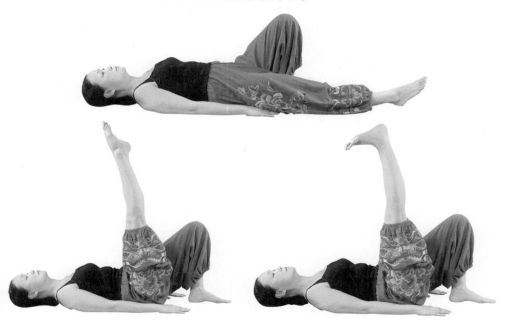

4 放下腿以后，全身放松、闭目调息，体会气血向脚底板涌动的感觉，注意力集中在涌泉穴上。然后，用同样方法，换左腿练习。

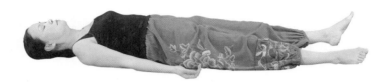

> **提示**　　放下右腿的时候一定要保持勾起脚趾以抻拉、刺激足跟的动作，慢慢放下。

🌸 调血、养血的骆驼式

女人一生都要重视养血、补血，随着年龄的增长几乎没有几个女性不血虚的。

要想补血、养血、调血，很重要的两条经脉是任脉和胃经。任脉主人一身之阴血，称"阴脉之海"，要想养血，任脉第一重要。补血、养血首先要不伤血，其次要打通"阴脉之海"，这样你才能有补血、调血的资本。

另外，为什么补血、养血还要强调打通足阳明胃经呢？

因为在六经当中，阳明经是唯一的"多气多血"的经脉，而且脾胃又是我们的后天之本、气血生化之源，只有打通了这条通道，才能将你吃进去的食物转化成气血，并且在经脉通畅的条件下再将气血通过这条"管道"输送至全身。

长期练习骆驼式就能够一功通两脉——任脉、胃经。但需强调的是练习方法要正确。

【骆驼式】

1 如图，两膝分开，与肩同宽，立起脚掌，用脚趾抓稳垫子，两手叉腰。注意：四指向后，大拇指在前，这样便于托住腰部。

2 调匀呼吸以后，吸气，慢慢仰头，待头颈部完全放松以后，再将腹部挺出去，腰部向前推；先用一只手抓住脚后跟，然后再用另一只手抓住脚后跟，重心尽量向前。在极限上调整轻柔的腹式呼吸，体会丹田部位的气息鼓荡感，夹紧肩胛骨，刺激后背的心俞穴、肺俞穴。眼睛向后翻，目视后方。牙齿可以稍稍松开，但上下嘴唇要尽量合上，下巴尽量上抬，抻拉任脉。

3 慢慢起身，坐在小腿上，调整呼吸。两手放在大腿上，体会气血回流的感觉。

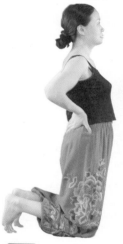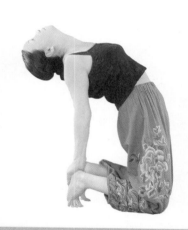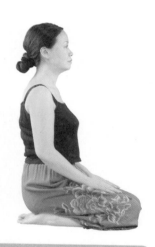

提示

整个过程中要注意头颈部放松。

错误方法：

先抓住脚后跟，再将身体挺出去。这样不但会使身体紧张而锁住气血，而且对身体僵硬的人来说，就更不可能轻松地弯曲脊柱。这两种情况都将失去锻炼任督二脉和胃经的机会，累了半天即使不受伤也等于在做无用功。

如果身体比较僵硬，抓住脚后跟有难度，一定不要勉强，可以降低难度，只需要托住腰部，仰头放松颈部，将腰腹部顶出去就可以达到同样的效果，只要慢慢地坚持一段时间，最终都能够完成这个功法，千万不要急功近利。

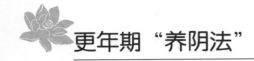

更年期"养阴法"

"动则扰阳，静则养阴"。瑜伽的许多功法，如果你能够静心地按照"内功"的要求做的话，常常会口中生津，这在道家被称为"玉液"，这恰恰是滋阴的极好征兆。当然，如果你练成了"外形瑜伽"就不是"生津"了，反而会口干舌燥，更加耗阴。

现在很多医生在身心调理方面所运用的"松弛疗法"和"催眠术"，其实都是传统放松术的衍生品。

瑜伽深度放松功，如果练得好，十几分钟的时间，可以达到3小时左右深睡眠的效果，这一点都不夸张。说实话，我们大多数人哪怕睡上九个小时或者更长时间，也很少能达到3小时的深睡眠，这样睡得越多对身体的消耗越大，这种人往往容易气虚。

过去的一些高僧，几乎不怎么睡觉，但是很长寿，他们不睡觉并不是在消耗身体，恰恰是在养神，在佛教中叫"打坐"，道家有"睡功"，而瑜伽中有放松术和冥想术，它们都是静功。其实静功才是养阴最好的滋补品。

【放松术】

❀ 平躺在垫子上，两腿分开，两手掌心向上。躺好以后就停止身体的所有动作，闭上眼睛，全身放松。注意你的一呼一吸，呼吸应深长而缓慢。随后，慢慢地放松你身体的各个部位。从两脚开始，两个大脚趾，两脚的脚背、脚底、脚跟、脚踝，从下往上依次放松。两侧小腿、膝部、大腿，骨盆、臀部、腰背和肾脏都在放松。腹部肌肉和内脏器官，胸肌和肋骨，包括心脏都在放松，心跳缓慢。两个肩膀、上臂、肘部、前臂、手腕、手掌心、手背、两个大拇指、其他的手指头，都在放松。上背部在放松，后脑勺放松，头的两侧、头顶、头皮在放松，额头、眉毛、两眉之间的眉心、眼球、两颊、鼻子、嘴唇、牙齿、舌头、下巴、两个耳朵、脖子的两侧、脖子的前面、脖子的后面。逐个检查身体的各部位是否很放松……

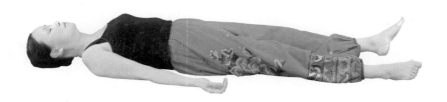

◉ 生活小妙法

（1）心慌、胸闷、失眠的朋友可以在晚上临睡前，在你的后背膀胱经的心俞穴、厥阴俞穴上拔两个小罐，再按摩心包经，多掐一掐内关穴。

（2）心烦、脏躁的朋友，可以每天早起泡一杯"安神润肺茶"——枸杞30粒、麦冬8～10粒、薰衣草少许，一天当中当茶饮。作用：麦冬滋阴润肺，枸杞养血补阴，薰衣草安神，安神就是养阴。

（3）心里常常感到郁闷，或者总是莫名其妙爱叹气的朋友，在中医叫"气郁"，可以每天喝一些用粉玫瑰加茉莉花泡制的花草茶。玫瑰、茉莉能够帮助你解郁，散掉胸中的郁闷之气。（注：气虚的人不用玫瑰、茉莉，可以用调息法来补气）

（4）少洗澡，多泡脚。更年期往后的女性，容易皮肤干燥、瘙痒。在中医里干燥、瘙痒属风证，而中医认为"血行风自灭"，所以更年期的朋友要注意养血并保持血脉的畅通。泡脚有助于活血通络，并使清气上升、浊气下降。

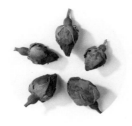 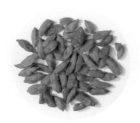 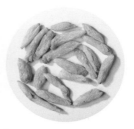

◉ 醪糟补养气血

醪糟（有的地方叫"酒酿"，或者"糯米甜酒"）是女人补养气血的最佳食品之一。它能够促进血液循环，润泽肌肤，滋阴养血，调理脾胃，产妇吃了有催乳的作用。

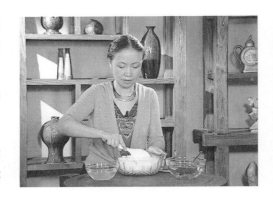

醪糟不但滋补气血，而且因其是米酒，对更年期女性疏肝活血、散瘀也有很好的作用。

最好用自己酿制的醪糟。商超售卖的瓶装的那种不但被稀释了，而且往往含有添加剂。

十

疑难杂症，从"筋"调治

百病皆由"筋"病生

快速缓解偏头痛的"瑜伽方"

瑜伽身印调节"胸大筋"

筋长一寸，未必寿长十年

百病皆由"筋"病生

我在《瑜伽与养生》电视讲座当中，曾经提到过一个看似大胆而另类的话题——疑难杂症，从"筋"论治。

其实，这并不是一个独出心裁、无中生有的臆想。

自古以来，中医就提出"风、痨、臌、膈"四大疑难杂症，其中"风"为四大疑难杂症之首。

在中医看来，但凡与"风"（主要是内风）有关的病症，统统与肝这个系统有关，比如高血压、中风、偏头痛、风湿病、痛风、乳腺增生、抑郁、爱叹息、上火、躁动、失眠等。

因此，一般情况下，不论是不是疑难杂症，我们平常调理身体、治病，重点是先从调肝（包括肝经、肝气）入手，而养生保健则是从肾入手。

从"肝"论治容易理解，但这与"调筋"又有什么关系呢？为什么从古至今中国无论是医家还是练功者，包括《黄帝内经》等，都如此重视理筋、柔筋、解筋、易筋呢？

就像养花要懂花的特点、种树得懂树的特性，治病、养生也是一个道理，你得先了解它的特性。

"肝"的特性是什么？

《素问·阴阳应象大论》在关于肝的描述当中，讲得非常明确，而且生动、形象。在这段文字中，提到最多的、与肝有关联的就是"筋"，包括"筋"的形态，甚至它与大自然之间"天人合一"的类比关系，都清清楚楚地呈现出来了：

东方生风，风生木，木生酸，酸生肝，肝生筋，筋生心，肝主目……

在地为木，在体为筋，在藏（脏）为肝……

在声为呼，在变动为握……

怒伤肝；

风伤筋；

酸伤筋。

这短短的一段话，就等于在告诉我们诸多"疑难杂症"的特性、特征，同时也告诉了我们调治的秘诀。

你看，像抽筋、抽搐、颤抖、痉挛、麻痹、静脉曲张、痛经、痔疮、帕金森、老年痴呆、半身不遂等，不都是"筋"典型的病态反应——"在变动为握"吗？这五个字，何等的生动、形象、精练，这些看似互不相关的"疑难杂症"，用这五个字就概括了。

也就是说，凡是有"握"这个形态的病症，往往都与肝或者肝风内动、肝阳上亢、肝气郁结、肝血不足有关。"握"的状态是什么？就是抽搐、蜷曲、痉挛、拘急、疼痛、颤抖、疲软、干瘪等。而这个"握"正是通过"筋"的形态反映出来的，因此统统是"肝生筋"的病，简单地说就是"筋病"。

它还告诉我们，人体当中筋膜、筋脉的特性，好比大地上长出的树木，而且是春天的树木，它有升发的功能。

了解了它的本质、特性，就不难发现它的症结了。

比如，痛风就是典型的"酸伤筋"的病。在现代医学中，痛风的病理基础为"高尿酸血症"，尿酸浓度过高时，尿酸就会以尿酸盐的形式沉积在关节、软骨和肾脏等组织当中，形成典型的"酸伤筋"。痛风一旦发作起来时，是疼痛彻骨的，因为它伤筋、伤骨。它不仅体现了"酸伤筋"的典型病症，同样又是"风伤筋"的病症，所以，中医称它为"痛风"。

高血压、中风等，中医常将其病机归结于"肝风内动""肝阳上亢"，既然是"肝生风"的病，就一定会反映在"筋"上，而动脉、静脉、神经等在中医看来都有"筋"的属性、特质，所以这类疾病也都是"风伤筋"的病。

再比如痛经，其实就是子宫痉挛引起的疼痛，无论是子宫痉挛，还是人在疼痛时的状态，不正是一种"握"的形态吗？拘挛性疼痛就属于"筋病"的特性。

其实，人体当中从皮肤到肌肉、韧带、关节、脏腑、神经、血管，只要是有弹性和伸缩功能的地方，统统都有"筋性"，由此可见，调筋、养筋对人体很重要。

我们知道，肝的问题是很难解决的，前面我们已经分析了，都是一些慢性疑难病症，补是补不得，调又很难调，到底怎么办？

除了治疗以外，在调筋、柔筋、养筋、理筋方面，东方修炼术最擅长了，在传统的导引术中，当以古易筋经为最，它可以达到易筋、易骨、洗髓的目的，古籍当中记载"易筋经"治疗疑难疾病的实例不在少数，而"瑜伽导引法"正是瑜伽功法与中国导引术的一种结合。

快速缓解偏头痛的"瑜伽方"

偏头痛发作起来的时候不仅疼痛，而且还会感到烦躁，反过来呢，越是烦躁、紧张、压力大的时候，又越是容易发作。疼痛的部位好像始终有一根筋被绷得很紧，有的时候还感到一跳一跳的疼，如果此时一号脉，大多是弦脉（像琴弦一样紧绷绷的，跳得很有力），无论是神经性还是血管性的偏头痛，在中医看来多数由"肝阳上亢"或者"肝风内动"所致。因此，过去人所说的"头风"也包括偏头痛，其实这也属于"筋病"，因为肝血虚，筋膜（包括神经、血管）得不到滋养，而血虚也会造成血瘀，反过来血瘀也会形成血虚，不通的部位就会疼痛。

在瑜伽功法中，有一个小配方——肩颈功配伍三角伸展式，可以很快缓解偏头痛。

肩颈功被我称为"万能功法"，它的好处实在是很多，虽然看似简单，但要想达到良好的调理效果，练习方法很重要，只有方法到位了，效果才能显现。（练习方法见第三章）

人的头部为"诸阳之会"，肩颈功（尤其是"颈功"部分）可以帮助我们接通阳气，通过调动身体的阳气来梳理通往头部的"阳经"。通则不痛，肩颈功能够解开瘀滞不通的结节，并且导引气血滋养筋脉。筋结一旦"解"开，筋脉得到滋养，这偏头痛当然就会随之消失了。

但是，光梳理上边的经络还不够，对于肝阳上亢最重要的是要引气下行、引火归元。因此，我们给它再配伍一个"三角伸展式"就完美了。

三角伸展式，可以帮助我们在肩颈功的基础上进一步深入，多练习"三角伸展式"，有助于打通肝胆经和三焦经，解除肝郁，这样就可以标本兼治了。（练习方法见第九章）

【颈功】【三角伸展式】

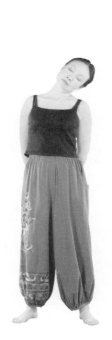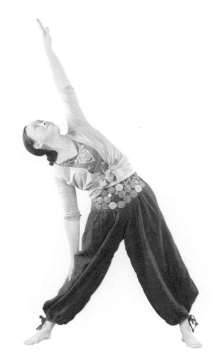

这两个功法配伍合练，如果练习正确、到位的话，对缓解偏头痛的效果不亚于刮痧、拔罐，对轻度偏头痛甚至有立竿见影的效果。

其实，说一千道一万，风也罢，筋也罢，木也罢，最终还不是要疏通道路把营养、能量、气血送过去吗？所谓导引法，导引什么？不就是导引气血吗？否则，这个"木"，就会变成"死木头"，还谈何"生发"与"条达"？

单腿交换伸展式，调节人体的"桅杆"

其实，在我们的后背上聚集了人体的很多"药田"——背俞穴、华佗夹脊穴，这些都是通向人体五脏六腑的气血通道和站点，通过它们可以起到调节脏腑的作用。

在肝"筋"的调理当中，不得不提到我们后背的两条"大筋"，这两条大筋非常明显，两条大筋的中间有一条明显的"沟"，这是人体的支柱，我们的脊梁。为什么恰巧在它的旁边立着两根有力的"大筋"呢？

我们索性把脊柱当成人体的一根桅杆，而这两根大筋就相当于平衡"桅杆"的两根缆绳，它与每一个椎间盘之间还有横向的连接，因此这两根"缆绳"是否柔韧、有弹性，力度如何，直接关系到"桅杆"（脊椎）的使用寿命。

《黄帝内经》告诉人们："骨正筋柔，气血以流。"而且强调只有在"骨正筋柔"这样的前提下，才能"长有天命"，可见这才是健康长寿、活到天年的要素。

你想，如果这两根大筋僵硬没有弹性，你的脊椎就会变得僵化，相反，如果这两根大筋松弛、萎缩、塌陷、疲软，同样难以支撑人的脊梁。我们大多数人的问题是这两根大筋一长一短、一紧一松，当然就会导致脊椎偏位、椎间盘突出、脊柱弯曲、生理曲线消失等情况的发生。说实话，

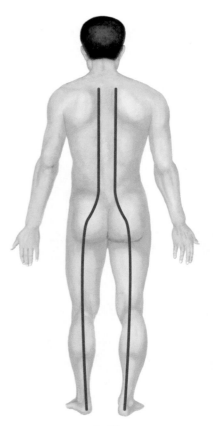

大筋

现在真正"骨正筋柔"的人不多见。筋如果不柔韧，这骨一定不会正，而骨不正，就不能达到"气血以流"，就会阻滞气血、气脉的流通，我们在"整脊术"一章中提到了，这样就会引发 100 多种疾病，会涉及身体的各个系统，这样的结果当然不可能"长有天命"了。

既然这条人体的"缆绳"如此重要，那有什么好的办法来调节它呢?

我们通过按摩、刮痧、拔罐、针灸这些局部刺激，只能缓解病痛，而要解决"质"的问题，就得通过自我锻炼，达到"易筋、易骨"的目的，所以还是要靠自己。

比如，瑜伽功法中的"单腿交换伸展式"，如果练习正确的话，就可以起到调节这两根大筋的作用。

【 单腿交换伸展式 】

1 左腿伸直，右脚顶住左大腿的内侧，两手相叠，向前平伸。

2 吸气，将手臂向上抬起，先用力向后打开胸廓，然后向上牵引整个脊柱。

3 呼气，同时从腹股沟处向前屈体（用腹部贴大腿的感觉）。一定要用两手抓牢你的腿、脚（无论是脚腕，还是脚踝，或者腿肚子都行），也就是说，你的脊柱和手臂伸展出去的长度，就是你要抓住的位置，这样才能"牵引"整个脊柱，调节和平衡两条大筋，并且将气血导引过去养筋、柔筋。

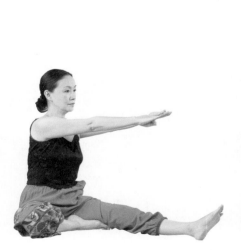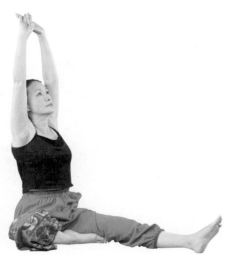

4 在极限上调整呼吸，心平气和，闭上眼睛，逐节检查身体的肌肉、关节是否放松，一定要随着呼气一点一点地放松身心。确定身心完全放松以后，把你的注意力转移到后背的脊椎上，体会后背大筋的舒展感。收回身体时，先弓背，用后背的力量向后拉回身体。然后吸气，同时逐渐挺直脊柱再次向上牵引脊椎，但不必再举手臂。最后，彻底放松。然后，再换另一条腿，用同样的方法练习。

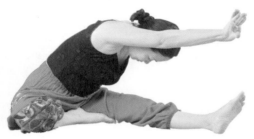
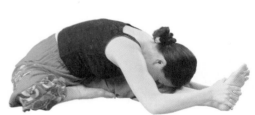

降低难度练习法

这个功法如果外形做不到位，没有关系，可以降低难度，不会影响练习的功效，也不会影响你打通经络。所以，千万千万不要硬压、硬拉，这样反而会使身体产生乳酸，将气血锁死，这样就失去练习瑜伽的意义了。

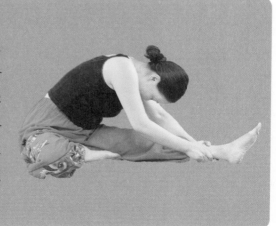

"单腿交换伸展式"是瑜伽当中常用的一个基础功法。

通过这个功法的锻炼，不仅可以调理脊椎疾病和调节神经根，还可以将气血送达整个后背和后腿的大筋，起到柔筋的作用。

在督脉和膀胱经上，有三个并排的穴位——筋缩、肝俞、魂门。

老祖宗给穴位取名不是想当然的，它们之间是有关联性的，这三个有连带关系的穴位，正好对应了"肝主筋""肝藏魂"。所以，它们对肝、筋、魂的调理都是至关重要的。所谓"筋缩"，不正是肝的病态"在变动为握"（痉挛、曲张、抽搐等）的状态吗？因此，筋缩穴对于调理这类病证很重要。

如果再进一步分析一下"肝""筋""魂"，它们都是怕燥的，如果肝火旺，燥邪入里，魂就会不安，因为魂魄喜静不喜动，肝火一旺，神魂就躁动不安，所以这对"背筋"的调理很重要。

"单腿交换伸展式"就可以打通这两条经络，将气血送达这组穴位，就可以增强"肝主筋"和"肝藏魂"的功能了，并且通过"易筋"（改变筋的功能），来调理"筋缩"和"肝风内动"等病证。

但是，千万注意，就是这个看上去简单的基础体式，很多人都会练习错误，大多数人都会把它当成一个"压腿"的动作来练习了，这不但起不到调节人体"桅杆"的作用，而且容易受伤。这也正是"瑜伽导引法"和"外形瑜伽"的一大区别。

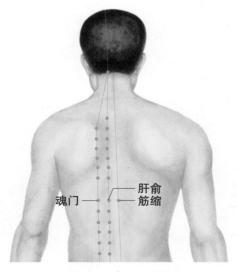

筋缩穴、肝俞穴、魂门穴

瑜伽身印调节 "胸大筋"

　　另外一条重要的"大筋"，就是我们反复强调的打开胸部气机的那个区域，我称它为"胸大筋"。

　　它的重要性前面已经讲得很多了，这里就不用多说了，它直接影响着我们全身的气机，还影响着"心主血脉"的功能以及整个脏腑的功能。

　　"瑜伽身印"是一个传统功法，它可以开胸顺气，还可以调节这条胸部大筋，开三阴经——肺经、心经、心包经，还能锻炼任脉、胃经，这样就可以起到保养"胸中之府"的作用，而且养血、养心，缓解心脏的压力，使你的心胸开阔，宣发内郁。

　　在身体当中，还有一个非常重要的"筋膜"——关节。所有的关节都是靠"筋"连着的，也是靠"筋"才能活动的（包括脊椎）。《黄帝内经》称"诸筋者皆属于节"，又称膝关节为"筋之府"。瑜伽身印的坐姿是古典的莲花坐，可以锻炼和按摩腿部所有关节的筋膜，它虽然会使腿部的血液循环放缓，却不会堵塞腿部气血的通道，并且可以减轻心脏的压力。

【瑜伽身印】

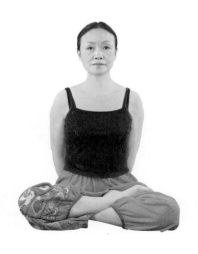
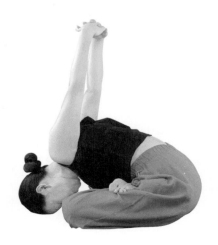

1 用莲花坐姿（或半莲花坐、简易坐），两手在身后十指相交。坐稳以后，身体渐渐放松，调整呼吸。

2 吸气，慢慢抬起身后的手臂，打开胸廓。呼气，塌腰向下俯首，同时手臂尽量向上提拉，夹紧肩胛骨。

3 慢慢地将额头靠近身体，头顶放在垫子上，放松整个头部和脊椎，放松腹部，做轻柔、缓慢的腹式呼吸。体会整个"胸大筋"拉伸的感觉。停留15秒钟左右，吸气，同时向上仰头，拉伸颈椎和整个脊柱，慢慢地坐直。最后，闭目放松。

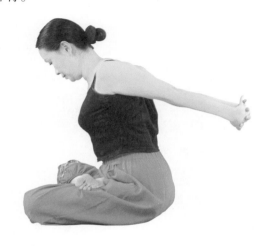

提示　　重复练习2～3次。

坐角功开"宗筋"

人体还有一条非常重要的"大筋"——腿内侧大筋，就是"横劈叉"时拉伸的那条大筋。在中医经络当中，它是肝经、肾经、脾经的循行线；还有一条很重要的"筋"，叫"宗筋"，与传宗接代有关，也就是与我们的生殖系统有关，在《素问·痿论篇》中就提到了"宗筋"。

再说说肾经，一棵大树靠什么吸收养分？树根！在中医当中，肾就相当于大树的根。肾属水，肝属木，水生木，所以肾为肝之母。中医认为"肝肾同源"，调肝一定要调肾，调肾也一定要调肝，只有肝肾一块儿调，才能起到事半功倍的效果。

正好，这筋的根、筋的"祖宗"也在这条线上，因此养筋一定要养这条"宗筋"。

而瑜伽导引法中的"坐角功"是一个很好的调肝"筋"的功法。如果你肝血不足、肝气不条达，一练坐角功就会表现出来，就连两边的肝气、肝血是否平衡，哪边强，哪边弱，都能够通过它显现出来。

练习坐角功的时候，如果你感到这条大筋有刺痛感，证明肝阴不足、肝阳亢旺；如果出现酸痛感多数是肝血虚；还有人练完这个功法后会出现大腿内侧皮肤瘙痒的情况，这恰恰是气血进入肝经而排病气的好兆头，你可以练完功后，在这个痒痛的部位抹上刮痧油，刮刮痧，给它一点助力，促使它尽快排除病气。

练这个功法很有讲究，千万不要以为只是硬生生地劈叉，太多练习者错练了这个功法，那样不但不能起到柔筋、柔肝的作用，倒会起反作用。其实，真正的瑜伽是教会你简单，越复杂越反弹。当你跟自己的身体较劲儿、过不去的时候，它也一定会给你相应的回报，这道理不复杂，叫"作用力等于反作用力"。

在这里，虽然我为大家准备了 6 张图，但是并不代表这就是坐角功的全部过程。对每个人来说，到了你的极限就是到位。也许你只能做到右页第 2 个图的动作，甚至你只能坐着，腰一点都不能弯，也没关系，哪怕你闭上眼睛就这样坐着，照样有功效。

这是一个循序渐进的过程，一定不可以强求，一逞强气血就容易受阻、受憋，经络就不会被打通。

【坐角功】

1. 坐在垫子上，两腿分开到你能够承受的范围就可以了。两手五指分开放在垫子上。吸气，向上升拉整个脊椎，下巴尽量向上抬起，眼睛向后翻看，包括面部的肌肤都被撑开了，气血充盈整个任脉。

2. 呼气，用手臂撑住地面，同时塌腰慢慢向下放松。

3. 起身时还是用步骤1的方法，像龟抻头一样，以头颈带动整个脊椎向前牵引着慢慢起身。最后，闭目放松，体会两腿内侧气血回流的感觉。

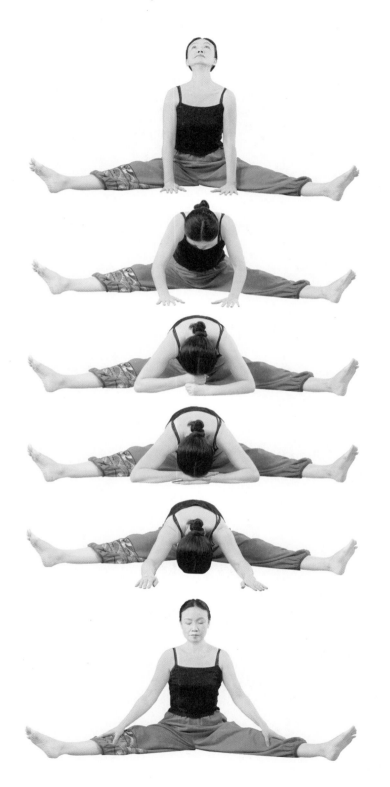

舒筋活血的顶峰式

最后，我们可以用"顶峰式"梳理一下全身的气机，起到舒筋活血的作用。

【顶峰式】

1 跪坐在脚后跟上，俯身向前，趴在垫子上，伸直手臂，两手的距离比肩膀稍宽一些。

2 保持手臂和身体的这个距离，两脚趾抓地撑起身体，做缓慢的腹式呼吸。慢节奏地弹压脚后跟，吸气上抬，呼气下压，刺激涌泉穴和肾经、膀胱经。弹压 6 ～ 9 次。要注意向上提尾闾。

3 结束时，跪坐在脚后跟上，闭目放松，调匀呼吸，体会气血回流的感觉。

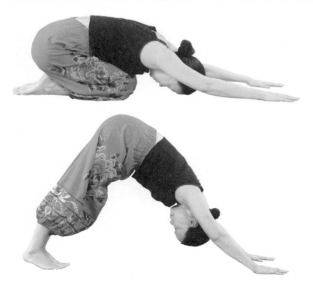

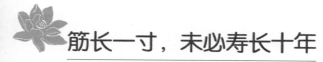

筋长一寸，未必寿长十年

几年前的一天，在老朋友家做客，夫妻俩说起一个亲戚查出髋关节有问题，医生建议置换，让我帮助看一看。

打电话把人叫来以后，我大概问了一下她全身的情况，怕冷、不运动，经常在电视机前一坐能看上十集电视剧。

我突然怀疑她可能有静脉曲张，让她把裤腿撸上去看看，然而她全家人（也包括她自己）都异口同声地说："没有，不可能有静脉曲张的。"结果一看，大家全傻眼了，两条腿的腿肚子上都有明显的静脉曲张，竟然连她自己都不知道，还连声说："你也太神了，连我自己都不知道，你是怎么算出来的？"

算出来当然是不可能的，应该说是"推理"出来的。因为我综合她的全身情况，发现她是典型的气虚、阳虚体质，再加上长期不运动，这样的人到了中年以后，整体机能就会退化得比较严重，能量和动力都会不足，全身呈现一种"疲软"的状态，所以就会出现古代《易筋经》中所说的筋痿、筋靡、筋弱、筋弛的现象。这静脉曲张就是非常典型的，一眼就能看得到的筋痿、筋靡、筋弱和筋弛。

这种"筋痿"还可能表现在肌肉松弛、脏器下垂、气滞血瘀等方面，比如有时候我会婉转地问一些人，有没有憋不住尿的现象，或者一咳嗽、打喷嚏、大笑时尿就有可能出来的现象，回答基本都是肯定的。

这恰恰证明了"筋长一寸，未必寿长十年"，因为上面所讲的都是"筋长"的病。

当然，提出这个说法的人并不是指这种"筋长一寸"，而是声称要拉筋。那我们不妨看看运动员，几乎每天都在抻筋、拉筋，可显然跟长寿没有必然关联，而且绝大多数人都是带着一身的筋骨伤病退役的，而且这种筋骨伤病一旦形成，就会在身体里留下类似伤疤一样的永久性记忆。

什么道理？

《黄帝内经》的的确确告诉我们"筋"可以直接影响一个人的寿命，也就是说养筋不但可以使人长寿，而且是健康长寿，并不是长寿而"活受罪"、给子女添麻烦的那种。但是，这"筋柔"是"骨正"的前提，而运动员恰恰正是骨不正、筋不柔，甚至是伤筋动骨。

同样，"外形瑜伽"以及现在流行的拉筋，或者借助于一些工具来强行拉筋，这都不可能达到真正柔筋、养筋的目的。你想想，《黄帝内经》所讲的"筋柔"，目的在于下一句话"气血以流"，人的气血一旦畅通无阻，当然就可以百病不生了。但是，如果你强拉筋，身体必然产生紧张、对抗，此时气血就会形成阻滞，身心之间也会产生对立，不但影响"心主血脉"的功能，而且耗津伤液，更谈不上柔筋、养筋，其结果不是"筋刚"就是"筋痿"，这种结果与健康长寿有何关联？

中医认为"柔则养筋"，这个"柔"指的是柔和，柔而不和就成了痿软了，"和"是和缓、阴阳调和的意思，这就是《易筋经》所说的"筋和则康"。相反，干抻筋，就叫"不和"，就是中医所说的"躁则消亡"，什么消亡了？养筋的资源消亡了，津液消亡了。所以，但凡筋伤、筋病的人，也一定伤津。

中医认为，生津液可以舒筋、养筋。说白了，就是要把气血导引过去滋养筋骨，而不是干抻筋。而当我们练对了瑜伽或者导引术的时候，就会发现的确是口中生津，而不是口干舌燥。

筋的弛长、疲软、萎缩、塌陷，非但身体不健康，精神也会不健康，这就是《黄帝内经》所说的"筋脉沮弛（沮弛：衰败而弛缓），精神乃央"。

肠没有弹性，就会出现便秘、痔疮。

胃、子宫、膀胱没有弹性就会下垂、萎缩。

筋膜没有弹性就会抽筋。

静脉血管失去弹性就会静脉曲张、脉管炎。

神经失去弹性，就更可怕了。

因此，真正的瑜伽和导引术，应该是让我们所有的"筋膜"都变得有弹性，是为了养筋、柔筋，而非"抻筋"。

十一

补肾、强肾，瑜伽有道

补药大多是"花钱"而非"存钱"

我们中国人向来比较崇尚补品，尤其是男士，最强调"补肾"。

就拿人参、灵芝等补药来说吧，如果你不辨体质地服用，也许一段时间会感到很有"效果"，尤其是青壮年人，嘿！真的感到精力充沛、斗志昂扬了。好，如果用得过多，也许你就会慢慢被它"掏空"了。

实际上，进补是一个不断调取能量、透支能源的过程。也就是说，是一个调元气而不是补元气的过程；是"花钱"，而不是"存钱"的概念。花钱的时候当然痛快了，花完以后呢？亏欠、赔本。

所以，自古医家就有"人参杀人无过，大黄救人无功"的说法，原因就是大多数人都习惯于"补"，很少考虑"通"；只喜欢"进"，不在意"出"的问题，这也是一种"得失心"吧？

清代中医名家徐灵胎在他的《医学源流论》中提出："天下之害人者，杀其身未必破其家，破其家未必杀其身。先破人之家而后杀其身者，人参也。"他告诉我们，如果不懂得辨证，不管有邪无邪、是虚是实，上来就乱补一气的话，"轻者邪气永不复出，重者即死矣"。你还真别认为言过其实，这样的例子并不鲜见。

这并不仅仅单指人参，什么冬虫夏草、灵芝、燕窝、雪蛤、阿胶、蜂王浆等，都不能离开"辨证"这个前提。药补和治病是一个道理，它只是纠偏的工具而已。徐老前辈说得好："虽甘草、人参，误用致害，皆毒药之类也。古人好服食者，必生奇疾，犹之好战胜者，必有奇殃……小则耗精，大则伤命。"

其实，大家不妨关注一下百岁老人，看看他们有几人是大补出来的？

现在，往往是两个极端，要么大补，要么整天挂在嘴边的就是"清火"。告诉你，把这两样加一块——大补、清火；再大补，再清火。就这么一补一泻，来回倒腾，您也就基本把自己给"倒腾"得差不多了，即使您还"健在"，估计神医拿你也没什么招了。

为什么？

那点"底火"（元气）让你给倒腾得所剩无几了，如果此时来一场病，就如同徐灵胎的"元气存亡论"说的那样："至于疾病之人，若元气不伤，虽病甚不死；元气或伤，虽病轻亦死。"所以得了同样的病，有的人能活，有的却经不起折腾，就是这个原因。底火没了，就等于能源耗尽了，再厉害的医生和药物也是"巧妇难为无米之炊"了。

有一段时间，特别流行吃阿胶制品。一天在饭桌上，某位朋友开始发话："我可不能吃带皮肉。"问起缘由，答："医生说我血黏度高，所以不能吃带皮肉。"我说："噢！原来如此，可是驴皮熬成的胶您都吃了，还一天吃两顿，您还在乎猪皮？"

一语惊醒梦中人，回家后赶紧把它给"处理"了，没有再吃。

这位老兄是严重的痰湿型体质，"三高"（高血压、高血脂、高血糖）一高不落，身体都"堵"成那样了还补呢。

激素类的药品和补品就更加糟糕了，现代医学已经证实，这些激素或激素类补品会诱发乳腺癌、子宫内膜癌、前列腺癌等，并且引起早熟和早衰。

我有一次到药店买中药，看到一位老大妈，在柜台前看来看去，说是要给老伴买一些泡酒的中药，不知道用什么好。

这时，店员告诉她要用这个参、那个参，还有鹿茸、冬虫夏草、红花……尽是些温补、大热的药。老太太说她老伴一用鹿茸就鼻子流血，您猜人家卖药的是怎么回答的？人家权威感十足地告诉老太太："都有这个过程，出血很正常。"

你信不信，如果有一天这位大妈又来了，说："我那老头子鼻子流血，您看用点啥好？"这位一定告诉她："用点清火的药呗。"唉！这位老爷子到底招谁惹谁了？壮阳、清火来回折腾，这不是没病找病、人为作病玩儿吗？

并不是说人参、灵芝、冬虫夏草、阿胶有什么不好，问题是您的身体是否消受得了。用对了证，蜈蚣、蝎子都是良药，不对证就是它"吃"你，而不是你吃它。

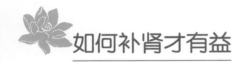 如何补肾才有益

很多男士常常会把壮阳和补肾混为一谈，更多人搞不清肾阳虚还是肾阴虚，好像是个男人就需要补肾。

有位朋友的老公，听别人说男人补肾要吃"六味地黄丸"，自己也买了好多，正打算开服，还好我知道了，再一看这身体，典型的肾阳虚。而"六味地黄丸"是肾阴虚的人用的，现在多数人都已经了解这一点了。但是，就像这位一样，关键是并不清楚自己是"阳虚"还是"阴虚"，还振振有词："我知道这是肾阴虚人吃的药，我应该就是肾阴虚吧。"

好家伙，也不找医生辨证，就敢自己胡乱服药，这要是长期服用的话，结果不正如清代名医黄元御所言："若误认阴虚，滋湿生寒，夭枉人命，百不一救也。"虽不严重至此，但也总是雪上加霜吧？这药物你别看它治病的时候未必效果显著，但要是吃反了，"效果"保证突出。

补肾得因人而异，还要因"证"而异，毕竟药物不是多多益善，而是用来纠偏的，千万不可"助"偏，那就变成伤害了。

还有人一提到补肾，就会想到冬天吃羊肉，好像羊蝎子、猪腰子，吃进去就变成人的脊椎、肾似的。有些男士的身体早已经肚大腰圆、气喘吁吁、累巴巴的了，不说给身体做做减法，还认为自己需要补，越补越虚，为什么？里面尽是痰湿垃圾，有点儿肾气也不够清理垃圾消耗的。

怎么办？

最好的补肾佳品是什么？"五谷为养"。因为五谷是生生不息的种子，而我们的肾精也叫"真种子"，五谷是我们后天的种子，肾精是我们先天的种子，这才是真正的吃啥补啥呢！关键不在于物质的外相，中医讲究的是五气和五味，是"气味相投"，才能相应，就是瑜伽所说的"自我"和"原始动因"结合、一致了。你看，瑜伽也是大道至简，瑜伽就是合道的生活方式，千万别以为它只是抻筋掰腿的玩意儿。说白了，它和中医一样，都是教我们活得顺溜的方法。

最好的补肾方法是什么？还是《黄帝内经》的那句至理名言："气脉常通而肾气有余也。"

即使药物吃进去也是要归经的，比如某种食物或者药物吃进去归肾经，就代表变肾气了吗？绝对不是。所谓归经，并不是指药物成分达到的地方，而是指它能够通过经络这个渠道，来提升某个脏腑的功能而已。说穿了，人体的能量就是气血，气血运行的通道就是经络，经络畅通了，再把气血引过去到达某个脏腑，这里的功能就能得到增强。这就是《黄帝内经》为什么强调"气脉常通"才能"肾气有余"的道理。

有几人能看出，它是一个物质（中药）变能量的转化过程，这才是我们老祖宗伟大的地方，用的是东方特有的、天人合一的哲学观，这是很多现代人以西方文化和西方医学很难理解、很难听得懂的思维方式，我们称之为"道"，是天道人理，得用悟性，得用"无为法"，得用"心法"参透这门生命之学、智慧之学。

由此可见，药物也罢，导引术也罢，瑜伽也罢，这些都是工具、技法，好用就行，目的只有一个——打通经络、宣导气血、引治疾病、平衡阴阳。各有长短，但只要有效就是好"工具"，有用才是硬道理！

"蹲"出来的瑜伽不老功

央视国际频道的《中华医药》节目当中，曾经介绍过一位85岁的老人，名叫郝忠焕，被北京西城区评为"健康快乐老人"。令人羡慕的是这样一位高龄老人，还能滑旱冰，而且还能倒着滑、单腿滑，身体非常轻便灵活。

但是，你很难想象这位老人几年前的情形，腿脚浮肿，而且腿的下半段都已经发黑，后来发展到下床大小便都很困难，甚至站不起来。

一位教授朋友来看望老人家时，无意间告诉他，听说练习下蹲有好处。于是老人慢慢地扶着椅子开始艰难地练习下蹲，身体非常虚弱，就一点点、慢慢地坚持练习。

结果蹲了一段日子以后，发现脚腕原本发黑的颜色（瘀血）在逐渐褪去，一个月后浮肿也消退了。于是这下蹲的"活儿"，成了他每天必干的"工作"。

下蹲不仅救了他，而且使老人越活越年轻，自己买张火车票就可以独自去外地访亲探友。

中医认为人的气力来源于肝肾，而现代医学所说的高血压、冠心病、中风以及痛风、风湿等疾病，在中医看来，根源也在于肝肾，所谓"诸风掉眩皆属于肝"，症结所在就是肾气不足，肾阴亏虚，水不涵木而化燥生风。

由此你会发现，为什么我们中国的传统功法，历代都特别强调一大功夫——站桩，我把它称为"天下第一功"，因为站桩的目的就在于激发先天之本、调动先天之能量。这才是真正的"补肾大法"。

在瑜伽当中有一个"蹲功"，是我特别喜爱的功法之一，它与站桩有异曲同工之妙，而它更加侧重于"命门"和"肾之府"的锻炼，同时还能够导引气血打通足少阴肾经和足厥阴肝经，使你全身的气机周流起来，通过肾经把人体的气机、能量都慢慢聚集到命门和丹田，保存起来，使你生命的动能增强，越练越有活力，堪称"瑜伽不老功"。

我曾经教过两个老年瑜伽班，一共20多人，年龄都在六七十岁，他们说起"蹲功"的好处是滔滔不绝。然而起初我让他们练习这个功法的时候，几乎是群起而攻之。为啥？年龄大了最怕蹲，底气不足了、底火不旺了、关节"生锈"了，这恰恰是衰老的表现，人老先从腿脚老，人的气机也是从下往上渐渐衰退的，中医有句话叫"治腿先治腰"。

这班人练习了一个多月之后，关节、腰腿的问题都有非常明显的改善。

何以有如此功效呢？

《黄帝内经》给出了最好的答案："筋脉和同，骨髓坚固，气血皆从。如是则内外调和，邪不能害，耳目聪明，气立如故。"蹲功就是这个原理，并不是单纯地练关节，而是练肾气。肾主骨，肾气足了以后，自然就"骨髓坚固，气血皆从"，且肾开窍于耳，当你"耳目聪明，气立如故"的时候，何愁不能延缓衰老？

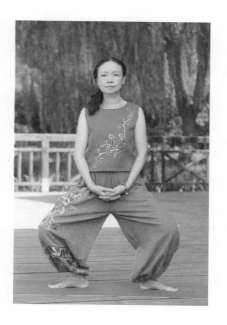

蹲功看似练腿，实质是以腰为主，腰腿同练。蹲功可以强肾固肾、温补肾阳，自然也就可以延缓衰老。而且腿脚寒凉的人连续练习6～9遍，会很快感到足部温暖。

随着练习时间延长，如果练到脚底涌泉穴和掌心劳宫穴发热，这就是典型的"心肾相交"之兆了。蹲功不亚于"站桩"和"马步"的功力和功效。

要想蹲功有效，它的练习方法非常重要，尤其是在外形看不见的部分上见功底，这恰好可以看出瑜伽与外形训练的区别。这样练习蹲功才能够达到引气归元、强肾固肾的作用。

蹲功最好分两个阶段练习。

[蹲功]

第一阶段：站功练习

1 两脚分开，呈"一字步"站立，两脚跟的距离比肩膀稍宽一些，两脚掌牢牢抓地。

2 站稳以后，将膝盖挺直，胯部自然打开，腰板直立。然后，慢慢放松整个身体的肌肉，十指交叉自然垂落，垂肩松臂，做平稳的腹式呼吸。这样你的气会自然沉入丹田（初次练习的人，一旦让他放松往往就站不稳了，这很正常，多练就好了）。这时你会发现，你的骨盆自然打开，有一个力道恰好顶到了你的命门处。

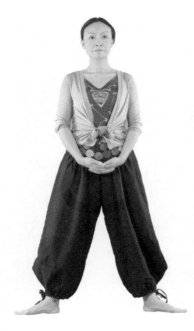

> **提示**
>
> 蹲功的练习要点是下蹲后，力求做到心平气静。这就是我们中国导引术所说的"虚静"或者"用意不用力"的功夫了。这一步不但练腰，而且练心。你一旦练成了舞蹈那样的挺胸、夹肩、收腹、提臀的话，就会锁紧肌肉，同时也锁死了气血，使得气机受阻，就失去瑜伽导引法的妙用了，而且搞得人很累，消耗气血，更谈不上"引气归元"了。

第二阶段：蹲起练习（待站立平稳自如以后再行这一步）

1 在"站功"的基础上，吸气，然后缓缓呼气的同时，慢慢向外打开两膝，身体自然下蹲，不必蹲得太低，关键在于保持平稳，整个脊柱垂直地面，这时正好可以打开肾经。

2 在此基础上，放松整个上身（包括肩臂、头颈、面部肌肉），沉肩坠肘，平视前方，自然、平稳地呼吸，注意力集中在脚掌上（涌泉穴），或者意守丹田。尽量保持一会儿，但时间不要太长，以免心生烦躁。
随着今后的练习慢慢增加时间。

3 吸气的同时，用整个脚掌的力量缓缓推地而起，一定要慢而稳。这样
可以把气血引到足部，人的足底、足跟都是肾经循行的部位。

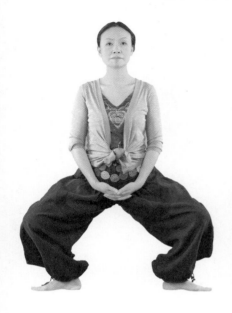

> **提示**
>
> 这一步的重点是起落的时候尽量平稳，一定要缓慢；下蹲、起身时都不可以弯腰，脊柱始终保持垂直地面；在极限时保持上身放松，自然、平稳地呼吸，心要静。如果与其他功法搭配练习，做两次就可以了，如果单练蹲功则要慢慢增加次数。

"战士第一式" 强壮男人的脊梁

男子汉常常被称为"脊梁"，让人联想到顶天立地、阳刚之气、栋梁之材等。
的确，这些对一个男人来说太重要了，所以，男人强身、强肾首先要保养好脊梁。
为什么？

因为它是人体的"第二生命线"，虽说"脑为髓海"，但"髓"的来源是肾精，

所以中国导引术有"还精补脑"的说法，而"还精补脑"的通道就是我们的脊梁、督脉这条通道。肾主骨、肾藏精，如果这条通道不太通的话，不仅影响肾的功能，还会影响脑的功能和骨（脊梁）的功能，因为"脑为髓海"，这可不是吃点猪腰子、羊蝎子、补品、保健品能够解决的问题，因为这就意味着失去了气化补肾、还精补脑的通道。脊梁在瑜伽当中也被称为"生命之气"的通道——中经。

【战士第一式】

1 两腿打开的距离尽量大一点，这样才能起到开肾经的作用，更重要的是为下一步打下基础。打开以后要挺拔脊椎、气沉丹田、沉肩坠肘、两足立定，收心调神、调息。待心静气和以后，吸气，展开双臂，掌心向上打开手三阴经，到头顶处合掌，大拇指相扣，呼气，两手相合置于脑后，做两次腹式呼吸。

2 吸气，用内力将两臂连同整个脊椎向上拔起。

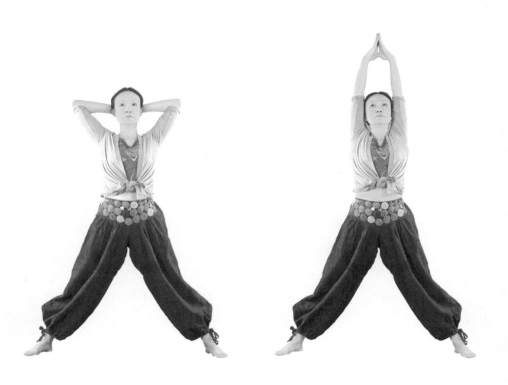

3 慢慢将身体向左转动90°，右脚不动，两脚呈丁字步，调整好呼吸以后，前腿弓步，后腿自然伸直，身体是上身挺拔，下身沉坠。调整2～3次呼吸后，仰头看手，放松头颈，打开任脉，身体松而不懈。在极限上做均匀、缓慢的腹式呼吸，尽量保持前面大腿与地面平行，意守身体拉伸的感觉。保持30秒钟左右（初学者可量力而行）。起身时，用脚掌的力量缓缓蹬地而起，回转至左页第2个图的动作，调整好呼吸以后，慢慢放下手臂，全身放松一会儿，再做右侧。

> **提示**　这个功法看似费力，其实当你掌握内气、内力的练习要点，身、心、气和谐以后，身体就不会较劲儿了，你就会感到它其实并不费力，用的是一种巧劲儿，当你出现了这种感觉，就说明练习正确、到位了，气机也顺了。不要让自己呼哧带喘，这并不是累的，一定是你的气息没有沉下去，都吊在上面而导致气息紊乱，练功时气息一旦紊乱，气机也会紊乱，心也不会平静，这就不是瑜伽功法了，而是消耗性的外形训练了。

　　这是一个名副其实的"男士功法"，一听它的名字就很阳刚。首先，它两腿分开的站姿就是在开肾经，弓步下蹲时不仅开肝肾两经，而且可以将气血引向足心的涌泉穴和腰脊部位的命门穴。

　　"命门"是督脉上的一个长寿大穴，既养肾阴又养肾阳。这是人体元阳所藏的位置。所谓"命门之火"是指人体的阳气，"命门火衰"就意味着肾阳不足。所以，将气血引入命门才是真正的补肾，而且肾阴、肾阳双向调节，具有提升肾气的功能，这比药物的作用更加直接。

再看，它还有一个向上提拔脊椎的力，可以很好地开脊通督，并且有利于打开膀胱经上的背俞穴，使气血进入整个脊梁。这时，正好形成了上虚下实、心肾相交的态势。

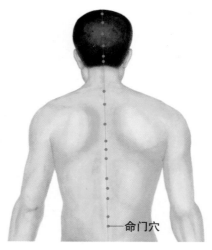

命门穴

蹲功、树功，肝肾双调

女性保养的重点是任脉、冲脉通，而男士的强身重点是肝经、肾经要通。

《黄帝内经》说："（男人）七八，肝气衰，筋不能动，天癸竭，肾藏（脏）衰，形体皆极。"

这个时候的男士，也会进入更年期，原因是肝气开始衰退了。肝肾同源，而肝木必须升发，才可以更好地向上输送肾气和激活肾水的功能，为树干、枝叶、花果所用。所以，无论是"头者，精明之府""背者，胸中之府""腰者，肾之府"，还是"膝者，筋之府""骨者，髓之府"，统统可以反映出一个人的肝肾功能。

而"蹲功"与"树功"同练，恰好就形成了"肝肾同源""滋水涵木"的组合功法。

树功，是瑜伽当中基础型的平衡功法，"金鸡独立"本身在中国文化和中国导引术当中就是一个长寿之象。

树功除了可以起到提椎拔骨及锻炼任督二脉、膀胱经的作用以外，还可以提拉两胁的肝胆经。

光在外形上提拉并不能打通经络，树功还要在极限上调息、吐纳、气沉丹田，这样才能导引气血、打通经络，而且可以引气下行，使心火下降以温补肾阳，而不是胡乱"泻火"浪费资源。

这个功法还是高血压等各类肝阳上亢人群调理身体的好方法，它还可以预防老年痴呆，静心安神。

这二功组合，可以将《素问·上古天真论》中提到的"真人"的三大功能——呼吸精气、独立守神、肌肉若一，一并体现，这是一对身心合一、精气神皆调的内功，它适合男女老少各种年龄层和身体状况的人练习，其好处难以尽述。

顺便提示一下，如果不是配合整套功法练习，而是单独修炼这两个功法，最好在练习的时候，慢慢地加长练习时间，刚开始练习的时候不要急功近利，

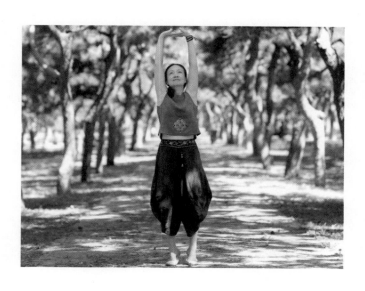

天下没有一日之功，"功"就是用来练的，而身心的变化是随着"功到自然成"的。练功的时候，切忌总是惦记着自己的病，这种无谓的思虑会阻滞身体的气脉，而且我们练功本身就是学会放下的过程，否则身心难以合一，效果当然也不会好。

【树功】

1 先将一只脚的脚跟、脚掌、脚趾一步步地抓稳垫子。

2 然后平视前方，先将眼神和心神定住，再慢慢抬起一只脚，顶住大腿或者膝关节的内侧。

3 合掌于胸前，吸气，两个大拇指相扣，同时向上拉起双臂，眼神注视前方的一个点，定神，保持平稳的呼吸。在极限上调整呼吸，停留 30秒钟至 1 分钟。最后，慢慢放下手臂，两腿分开，闭目放松。反方向重复一遍。

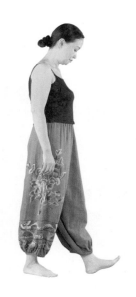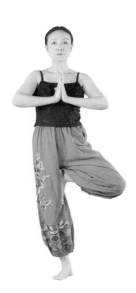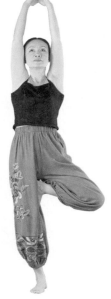

> **提示**
>
> 虽然手臂上提，但要注意不能往上耸肩，肩颈要松。一旦肩膀紧张，气就会吊在上面，无法沉入丹田，而且会锁住气机，心也放不下来，这样就会失去所有的作用了。

最佳固肾补气内功——收颔收束法

在瑜伽的"收束法"当中，有一个极好的"运气功"，是"内运"而非"外动"，练习起来也非常安全，比中国功法中总是强调用意来领气的方法要安全，效果更好、更简便。

【 收颔收束法 】

1. 至善坐（脚跟尽量靠近会阴穴的部位），身心放松，含胸拔背，舌抵上腭（搭鹊桥，接通任督二脉的接口），牙齿不可咬死，微微松开，面带微笑，眼睛微闭（想象自己的眼睛看着鼻尖）。

2. 缓缓吸气，一直要吸到丹田部位，吸满以后，慢慢用力收起下颌，用内悬息控制住气流，同时用力提肛收肾，这在我们的传统功法中叫作"撮谷道"。

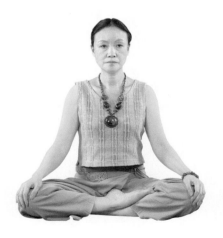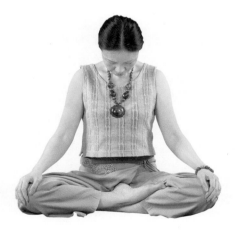

注意第一步时身体的其他部位尽量放松（肩膀、面部、手臂等），但要保持自然拔背。如果经常练习，并且练习正确的话，这时会感觉到你的气息是缓缓下沉的，然后气流自动在你的脏腑鼓荡，这种鼓荡感很舒服，而不是"憋"的感觉。悬息时在心里数数（千万记住：初学者不要悬息太久，无论是谁，都以舒服为主），比如数到9，然后抬头缓缓地将气呼出体外。记住：一定要用鼻子呼吸，这样才能起到平衡阴阳经的作用。高血压患者最好不要练习这个功法。

有助于打通任督二脉，迫使气息周流循环。

将气沉入丹田，既补肾阴，又补肾阳。

起到道家功法中所说的"通关"和"还精补脑"的作用。

小视频：补肾功（江苏卫视《万家灯火》栏目讲座视频）

十二

脏器下垂，重在"提气"

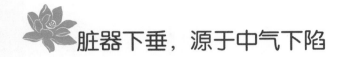

脏器下垂，源于中气下陷

　　说到脏器下垂，我们一般会想到胃下垂、脱肛、子宫脱垂，还有膀胱下垂等。其实，它并不是一个独立存在的病症。因而从现代医学的观点来看，这种病几乎是不可治愈的，也无从下手，为什么？因为现代医学是研究有形之器官的，而这个病它不是一个可以"头疼医头，脚疼医脚"的病。单就下垂的脏器来治，自然是没办法把它给"拽"上去的，也就是说，这个病从"形"下手是无济于事的。这就如同泄了气的气球一样，你再怎么对着"气球皮"下功夫，都是徒劳的，永远也不能发挥气球的功能。

　　但是，在中医看来，这个病它是一个"气"病，与气虚有关，虚到一定程度就形成了"气陷"，叫"脾虚气陷"或者"中气下陷"，而"下陷"久了，就从无形发展成了有形的"脏器下垂"。

　　总之，这是一个疲软、无力的状态。

　　既然是气虚、气陷、疲软、无力的状态，就一定要考虑到它的整体性，无论是胃下垂，还是子宫下垂，都不可能只是某个脏器下垂，身体一定会呈现出整体的无力状态，也就是整体的气虚。而"气"是起温煦和固摄作用的，气虚后全身会出现很多的问题，比如肌肉松弛、心悸、血压低、眩晕、免疫力低下、胀气（肠胃蠕动慢）、消化不良、便秘或者腹泻、自汗、过敏、白带多、月经不规则等，还可能引发气郁。如果气不固血的话，还会出现皮下出血的情况。

　　因此，脏器下垂不可小视，它意味着身体机能的整体退化，包括精神、心理都会受到很大的影响。

　　我认识一位瑜伽教练，才二十几岁，就患有严重的胃下垂，而且教别人练习瑜伽已经三年多了。我曾毫不客气地告诉她："如果你练了三年瑜伽反倒胃下垂了，而且这么年轻，可见你练的那玩意儿一定不是真正的瑜伽，只是外形训练而已。"

为什么这样说她呢？《黄帝内经》说得很清楚，"劳则气耗"，而"外形瑜伽"的教练们尤为伤气，因为他们是把展示动作、上气不接下气地说话、帮别人摆造型、讲解等交杂在一起进行的，这哪是什么修炼呀？一天下来尽忙着累累巴巴地"干活"了，而且是既费力又费气的活儿，甚至还要忙着到处赶场子，一天下来哪有不气虚的。还以为自己是职业瑜伽教练呢，其实，这一天天地教下来，自己都没有练过一场真正的瑜伽。记住：这根本不是在修炼和教授瑜伽，只是在忙着"耗气"了，更谈不上什么"修身养性"。

我上面提到的这一位，更不要命的是，还去教什么"高温瑜伽"。你想，胃下垂的人本来就气虚，已经中气下陷了，她人为地加上个"劳则气耗"还嫌不够，还要再加上个"高温瑜伽"，形成"炅则气泄""寒暑伤形"。不要说你本身就胃下垂了，即使原先没有胃下垂，这三年教练做下来，"练"出个胃下垂也丝毫不奇怪。

现在有很多人才三四十岁，就常憋不住尿，一咳嗽，尿就快出来了，一大笑就要往卫生间跑。这都属于气虚导致的固摄功能低下。

怎么办？当然是"提气"了。

瑜伽 "补中益气"

所谓"提气"，中医有个很形象的术语，叫"升举"，用什么升举呢？当然是补气。有一个中医名方，叫"补中益气汤"，它的作用就是补中益气、升阳举陷。补中，就是补脾，脾为气血生化之源，因脾虚而导致"气陷"，所以在"补中益气汤"中黄芪所占的比例很大，就是为了突出黄芪的补中益气与固摄作用，而用升麻、柴胡是为了肝脾气机的升举，再加上人参、白术等，就起到了调理中气下陷的两大功能——提气和固摄。

有位国家级中医专家，在《方剂学》中谈到，他们过去曾对"补中益气汤"中的药材，做过一个模拟脏器下陷的实验，实验分为三组：升麻、柴胡一组；

黄芪、人参、白术、甘草一组；再把两组合起来又是一组。研究结果发现，人参、黄芪这一组，有升举作用，但维持的时间只有4～6小时，时间短，力量小。而单用升麻、柴胡这两味药，没有升举作用。再把这两个方合起来用，发现升举的作用比较明显，持续时间可以达到两三天，以后作用慢慢地消退。

这样的结果，给了我一个很大的启示，不禁感叹老祖宗配伍组方的智慧，这也是我一直在学习，并运用到"瑜伽导引法"套路当中的一个要素。同时也要清楚，虽然这个方子无毒，可以长期服用，但是它毕竟还是药，依赖药物成为"药罐子"总是一种十分被动的活法吧？

治病的时候，当然要看医生、用药，但是要想稳固健康，还是得靠自身的努力才行。

通过一系列"瑜伽导引法"的修炼，就可以达到调理身体气机和"提气"的目的。首先，我们要知道，传统的导引术和瑜伽内功，本来就是一种内气功，所谓"导引"，导引什么？就是导引气血，而气血是我们细胞的"粮食"，当细胞"吃饱"的时候，也就是气血充盈的时候，这些下垂的问题自然会得到改善甚至解决，就像"瘪"了的气球，又被充满了气一样，使你的某个脏腑，或者整个身体达到一种气血充盈的状态。

我自己就是一个最好的例子。

我20多年前就患有胃下垂，十几年前又在一家大医院检查出子宫下垂，常常感到十分疲倦，尤其是下午到傍晚这一段时间，如果有个地方，就想马上瘫倒，好像没有丝毫力气，只有在那种情况下，才真正体会到什么叫全身瘫软。

医生在告知我没什么好法子医治的前提下，又是按惯例嘱咐我注意休息、不要累着、不要拎重东西等。

我现在想起这事儿还想发笑，因为当年我自从听了那位医生的嘱咐以后，就落下了一个病根，一拎重东西心里就开始担忧，仿佛我这脏腑就是被这重物给"拽"下来的似的。

说实话，当时只能是一种无奈的认命。

人一旦受到某些思维定式的束缚，脑子就会变得不开窍。当时怎么就忽略了自己是个"活物"呢？这活人不是还有口气嘛！所以，"想法决定活法"这话一点不假。

人往往都是好了伤疤忘了痛，我自从练习瑜伽以后，没有犯病，这身体也就没有原先那些不适的感觉了，也就把这事儿给忘了。两年以后，正好一个好友陪我去体检，突然想起了这事儿，特意嘱咐大夫检查一下子宫下垂的问题，大夫再三告知："你没有子宫下垂的问题。"

拿着截然不同的两个检查结果，陪我同来的好友，出门以后就感叹："这瑜伽真神了！"

其实，真正的瑜伽内功和导引术练得就是这口气，调息、吐纳是传统养生功法的灵魂。

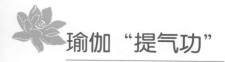

瑜伽"提气功"

所谓"智者求其因，愚者求其果"，凡事寻寻"根"，多问问"为什么"，总有好处。这是我得病得出来的经验，我现在凡事都喜欢搞明白"为什么"，对别人问我的事情常常也会反问对方"为什么"。

为什么会从气虚发展到"气陷"直至"下垂"的程度呢？原因何在？《黄帝内经》一语道破："使道闭塞而不通，形乃大伤。"

又回到了"道"上，这里的"道"指的是经络、气脉这个气血的通道。道路不通，何以输送气血而营养脏腑呢？很多人一提到"营养"二字，就想到食物、补品，总而言之就是"吃"，请问：现在人吃的问题早已不在话下，为什么却越吃越气虚、越补病越多呢？就是因为没听老祖宗的话呀！这"道"都堵死了，吃来吃去，吃出个"形乃大伤"，您不觉得冤枉啊？

既然是与"道不通"有关，当然就该先通经脉了，只要相应的经脉通了，气血自然就会被宣导过去，灌溉久旱的脏腑，使它得到气血的滋养。千万不要等到它"大伤"的时候，就难以挽回了。

这里所指的升举，其实就是打通经络，把气血引入中焦，提升中气，这就是"补中益气"了。

瑜伽当中的很多功法，比如前面一些章节中提到的单腿交换伸展式、扭脊功、骆驼式、摩天功、扭手功等，都是很好的脾胃调理功法。

下面再介绍一个比较特殊的功法——卧蹬腿式。

在一些气虚比较严重的人当中，往往会有两种情况：一种吃不下，没胃口，又叫"胃呆"；还有一种是"能吃不能受"，胃壮脾弱，因为胃主受纳，脾主运化，这些人是能受纳，但运化无力，这种人可就更难受了。我认识一位朋友，就是这种类型的体质，就连偶尔吃一次含有豆类的米糊都会"虚不受补"，连中成药都吃不了，长期依赖激素维持身体。

往往越是气虚的人，反而越容易出现胀气，因为正气不足，邪气、浊气就会乘虚而入。

之所以说"卧蹬腿式"特殊，正是因为这个功法对于中焦、下焦的内在按摩功力很强，它不仅能促进脾胃的运化功能、提升中气，而且随着这个功法的练习，功力慢慢增加，你会发现你的固摄功能也随之加强，"脾主肌肉"的功能增强，整个身体的机能得以提升。另外，练习这个功法还有助于消除体内的浊气。

但是，这个功法也是练习时最容易出错的体式之一，我所说的"出错"并不是指外形姿势不到位，而是"内功"不到位。《易筋经》说得好："凡讲外壮者，多失内养。"这个体式就很容易练成"外壮"。"外壮"为什么就会失去"内养"呢？是因为疏通经络、滋养脏腑的气血，结果都被你调到外部了，反而形成了内耗。

因此，练功的好坏不在于姿势是否标准、好看，而在于你是否掌握了内在修炼的要领。

【卧蹬腿式】

1 平躺在垫子上，调整好呼吸，掌心向下，吸气以后，一边呼气，一边弯曲双腿，压向腹部。

注意，压向腹部以后，两腿和腹部要放松，并且尽量把气呼尽。

2 缓缓地伸直双腿，尽量垂直地面，绷直脚背和膝盖，停留一两秒钟。

注意：两个手臂只是辅助身体，不要太过费力，最好把力量集中在腰腹部上。

3 两腿伸直，有控制地往下"倒"，两脚不能着地，停留一两秒钟。然后，缓缓地弯曲双膝，压向腹部，回到图1。如此反复6～8次，初练者次数可以减少。

最后两腿分开，掌心向上，闭目，躺在垫子上，做腹式呼吸，全身由下至上完全放松。这只完成了功法的一半，另一半就是反方向练习6～8次。

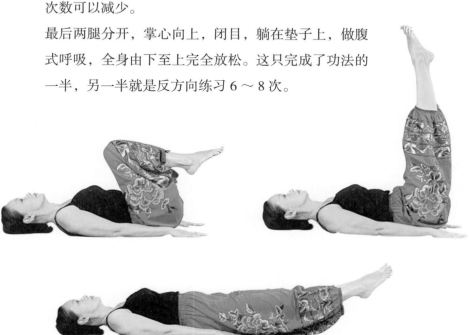

提示

　　这个功法的重点：第一，注意蹬腿的节奏要配合呼吸的节奏；第二，最重要的也是最容易出错的地方，就是气必须沉下去，恰恰是在身体控制最激烈的时候，要记住尽量放松手臂；第三，在双膝弯曲压向腹部的时候，有一个短暂的放松；第四，凡在膝盖伸直的时候，要意守一下挺直的膝关节。

　　由此你会发现，真正的瑜伽功法，并不是你眼睛看到的那部分，重要的恰恰是那些眼睛看不到的内在感受，这就是"内功"的魅力所在，也是"瑜伽导引法"的功效所在。

治疗脏器下垂，打通胃经是关键

《黄帝内经》上说："治痿独取阳明。"这个"痿"是指什么？就是现代人所说的疲软、无力、萎缩。无论是皮肉、脏腑、四肢还是牙龈等出现萎缩，其实都与气虚有关。总之，凡是疲软、下垂、松弛的问题都叫"痿"。

因此，脏器下垂也属于"痿证"的一种，除了调脾以外，还应调一条非常重要的治痿经络——阳明经。"治痿独取阳明"，治痿重点是调理足阳明胃经，我们前面讲过，因为阳明经多气多血，凡气虚必然血虚，无论补气还是补血，足阳明胃经都是重点。

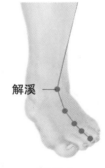

解溪

瑜伽功法当中的"骆驼式"，就是一个通调整条胃经的好功法（具体方法参考第九章）。当跪脚的时候可以刺激肾经，现在用在打通胃经当中，要将脚背放下，用脚背贴地，因为脚背也是胃经循行的地方，而且这样可以刺激胃经上的重要穴位解溪穴，这个穴位可以治疗痿痹。

解溪穴

疏肝理气解思结

要想预防脾虚、气虚和中气下陷，情志方面的自我调节也非常重要。在五脏当中，脾所对应的情志是"思"，中医叫"思伤脾"。

一个人如果顾虑重重、想法太多、优柔寡断，尤其是经常感到"纠结"，就一定会损伤脾。

我认识一位男士，得了糖尿病，已经由原来的发胖发展到越来越消瘦的程度，这起码是糖尿病的中期阶段了。

在中医看来，就是严重的脾病，这其实比一般的脏器下垂严重得多，"脾主肌肉"，这个阶段已经形成了"肉痿"，肌肉在渐渐消失了……

后来我发现，他是一个思虑过度的人，常常要为一些极其微不足道的事情，或者别人一个态度而纠结不已，按他自己的说法，一般他晚上都要独自想问题直到凌晨一点多钟。你如果问他思考的是什么问题，当他说出来以后，别人或许要不了三分钟就给他解答了。

他的这种"思虑症"，已经到了十分可怕的程度，使得他周围的人都敬而远之。

这就是老百姓常讲的"小心眼"，小心眼一旦过度，最伤害的还是自己，起码是伤脾、伤心气，而且自己也极其不爽。

那么，反过来看，"脾主思"，得了脾病的人，往往也容易思虑重重。所以，脾气虚也会影响人的心理、精神和情绪。

中医认为，土陷则木郁。所以，我们在调理"土陷"的同时，还要注意调节肝的功能，因为肝主升发、主疏泄，肝的升发可以提升整体的气机。而且肝藏血，疏肝理气可以活血化瘀。另外，肝藏魂、心主血脉，血脉通了，这"魂"和"心神"也就安了，郁闷、失眠、不安的情志问题也会随之改善。

另外，随着气机的升发和疏泄，或许一系列的"思结"也就随之解开了。这样的例子在我们"瑜伽导引法"的练习者中比比皆是，我听到最多的就是："我现在怎么总是情不自禁地想哼哼小调呢？"

瑜伽当中有很多疏肝理气的功法，比如摩天功、风吹树式、三角伸展式、眼镜蛇扭动式等（练习方法可以参考前面的章节）。

调息术、收束法——升举固摄的"内气功"

通过瑜伽功法调理气虚、下陷和下垂，离不开瑜伽的调息术和收束法。其实，"瑜伽导引法"与"外形瑜伽"本质上的区别，就在于所有的体式、功法当中都已经融入了调息术和收束法，这才能叫"内功"，也只有练成"内功"，才能起到运化和导引气血的作用，如果强调外在的修炼，反而只能耗气伤形。

但是，对于刚刚开始瑜伽内在修炼的人来说，一下子让自己达到这样的目标，一定会感到困难。我建议你平时单独练习一些调息和收束的功法，以后才有可能慢慢地融入体式练习当中。

比如，在早晨空腹并排完大便以后，练习"收颌收束法"（见第十一章），这个功法可以帮助我们稳固"底气"，还可以通过"气"的方式按摩内脏，改善脏腑的功能。

其实，平常只要静下来的时候，无论是站着、坐着、躺着，都可以练习"撮谷道"，就是提肛收肾。不过，在此之前要先学会腹式呼吸和内悬息（气吸进去暂时不呼，沉住气，但不能憋在胸腔上部，必须沉下去），然后用力提肛，最后呼气的同时慢慢松开肛门。在这样调息的前提下才有效，否则，单纯的收缩肛门不能起到提气和按摩脏腑的功效。

◉ 生活保养

平时可以喝一些养脾胃、补益气血的粥汤，比如，用大枣、白扁豆、山药、紫米、枸杞来熬粥。大枣、扁豆、山药能养脾、补气；紫米、枸杞可养血。

如果有些人吃了以后感到胃胀，说明气脉不通、脾胃功能太弱，就暂时不要吃这样的粥，先练习瑜伽导引法打通气脉。这期间除了正常饮食以外，可以适当喝一些小米粥，这也是养脾胃的，而且便于消化吸收。

在生活当中，尤其是气虚、气陷的人，一定要注意防止"寒暑伤形"，尽量不吃冷饮，包括大量生冷水果、凉茶等，要小心空调、寒气，由于其卫气不固，连毛孔这个"门卫"都显得松懈、懒散，所以抵御外邪的能力要比一般人差，一定要注意防寒。另外，"暑"也伤形，这个"暑"是指过度的炎热，尤其是"人造暑热"，比如桑拿、汗蒸，尤其是"高温瑜伽"，最为伤气、伤阴、伤形，如果你本身就气虚，更要避免这些人为的伤害。

十三

空谈身心灵，莫如实修精气神

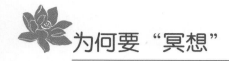

为何要"冥想"

经常有人问我："什么是冥想？"也常常有人告诉我："我在灵修。"

随后就是一大堆的时髦术语或者云山雾罩一番，唯独搞不清一个答案："通过灵修、冥想究竟想达到什么目的？"

我曾经在一本杂志上，看到过这样一篇采访：

一位女影星，记者采访她："听说你在练习瑜伽，刚开始练习时感到困难吗？"答："一开始练习的时候，我根本坚持不了，只是强迫自己继续做下去，就像两个自己在打架。"

记者又问："听说练习瑜伽，能够使人的心理发生转变，你有这种感受吗？"答："纯属骗人，因为有一次教练让我在那儿坐了45分钟，我啥也没想出来。"

人家拿"冥想"当"冥思苦想"了，你还真不能嘲笑这位影星朋友，这天底下哪有硬让人坐那儿"冥想"的道理？可不就是浪费时间还要花钱坐那儿胡思乱想吗？

一直以来，总有人给我私下留言，希望我谈一谈有关冥想、禅修、心灵修炼的话题。除了面对面的培训和讲座以外，我几乎不在博客、微博和我们的网站上直接谈论这个话题，原因正是我看到许多人受到了误导，拿执着当禅修，甚至拿"心魔"当灵修。与其这般，倒不如实实在在地调节我们的"精气神"来得更加阳光、更加真实。

但是，有时候你看着这些无辜的人、身心已经出现了偏差的人那种纠结和迷茫的留言："老师，期待看到您有关精神修炼方面的文章……"我真的觉得自己再不说两句实话，就有点无德了。

现在有些人，随随便便就敢玩"禅"、论"灵"，唯独就是不认识自己是谁？

通过一些询问，发现很多人始终没有搞懂两个问题——第一，"冥想"是什么？第二，为什么要冥想、坐禅？目的到底是什么？

甚至还有人以为，自己坐着坐着恐怕就坐出了智慧，突然有一天就超凡脱俗了，以为只有这么一"坐"，再一"想"，就能坐出灵性了，以为这就叫"修身养性"，甚至更多的时候，是把一些捕风捉影的东西视为"灵修"的功力。

不消说现代人的根性了，自古以来又有几人参禅悟道成就的？你连"相"都没破，何以参禅？

或许大多数人是为了自己这颗惴惴不安的心，以为可以通过"高级瑜伽""冥想""灵修"得以安心。这种心情和愿望完全可以理解，但要命的是，你把因果关系倒置了。要知道，冥想也罢，禅也罢，什么"灵"也罢，它无法使你"安心"，连减压都没有可能。"禅"只有在身心障碍全部消除的情况下、毫无压力的状态下、无为的前提下，才有可能实现。所谓"静生定，定生慧"，可是现在很多人，别说"静"了，连"松"都不会，就好高骛远地攀"禅"而去了。

有些人是受到了误导，而还有人却是有意识地误导别人，总而言之都是不知就里。不要以为"禅"是形而上的东西，别人就看不出真假，大错！在"过来人"面前，两句话一说，就会马上露出真容，要不过去禅宗不立文字，只参话头，六祖慧能大师可是一字不识，可一听就知深浅。甚至当年"释迦拈花，迦叶微笑"，连话都多余，这叫"传佛心印"。

我遇到过不少执着于所谓"心灵修炼"的人士，两句话一问，就不难发现对方从身体到精神已经出现了偏差。这就好比吃东西不消化，一定会伤及脾胃一样，如果不知就里地玩什么"灵"，很容易造成精神、心理、思想层面的"完谷不化"，这个麻烦可就太难解决了，"灵"没修好，这心魔倒是勾出来了，这可不是吃药、打针、看医生能够治好的病。

禅，是无为法。有什么好"修"来"修"去的？"相"一破，"禅"就即刻现前，关键是看你有没有本事"守"得住了。

而现在多数人只不过是在拿着抹布"擦"黑暗，拿着扫帚"扫"影子而已，徒劳无功。

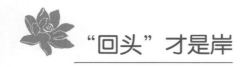

"回头"才是岸

禅宗二祖慧可的经典故事，想必很多人听说过。慧可当年断臂求法，达摩祖师不忍不见，问其缘由，慧可说："我心不得安，求达摩祖师为我安心。"达摩祖师伸出手来："把心拿来，我替你安。"慧可顿悟——回头觅心了不可得。

妄心不可得，所以有"狂心顿息"和"回头是岸"的说法。哪有什么"灵"可修？灵本无修，放下妄心，真心即刻现前。人家做的是减法、除法，而你用加法，甚至乘法，跑偏了！所以，我们还是先把自己拉回到人间吧，佛法尚且不离世法，这"灵修"也难离"身修"啊。

其实，在很多修这修那的人当中，大多存在一种心理共性，往往潜意识当中都有一些"逃避现实"的东西暗藏于心，又不愿意面对自我，总想给自己这颗受到挤压的小心灵，寻找一个大的空间"伸展"一下，于是乎，就给自己来点神话，拿出点"不食人间烟火""不跟俗人一般见识""不在红尘中随波逐流"的念想，试图通过这种"高人感"来扩充一下心灵的"空间"。

这种需要"心灵鸡汤"慰藉的需求可以理解，但是，"禅"不是心灵鸡汤啊，如果你连正视自我的勇气都没有，连心理问题都没解决，妄想心比一般人都重，比常人更加执着、放不下，你何以能越过常态，进入"禅"境？

这样的结果势必适得其反。

要知道东方文化、东方修炼术，统统是"实证实修"的，越是"虚"的时候，越要小心"壮火食气"，何况现在很多人是在玩"邪火攻心"。

儒释道三家文化，包括传统瑜伽、导引术，统统离不开"借假修真"，因为身心从来不二，中医治病也是因为看穿了这一点。同样，"灵修"更离不开"身修"，与其空谈"身心灵"，莫如实修"精气神"，因为"物质基础决定上层建筑"。

我们暂且放下高远的志向，先弄明白咱身边的这点事，了解清楚咱这身体需求再说。

　　我经常看到这样的留言，不是告诉我他今天看到了"一道白光"，就是明天感受到了"宇宙的能量流"，或者后天又看到了白胡子老头，还有什么"圣光"等。整天不是"看"到了这个，就是"看"到了那个，唯独就是对身边的人、事、物避而不见，修来修去把活生生的自己都给修"没"了，回不了"家"了。

　　其实这些虚无缥缈的东西，不过是"皇帝的新装"而已，都是被那个"裁缝"给忽悠了。即便如此，多数人还是会痛恨被人"摇"醒，如果我回复他们："啥能量流？麻烦您用酸、麻、胀、痛、痒、热、冷、松、紧等，来表述人类的正常感受，超出这种范围的感觉，我这俗人听不懂。"或者反问他们："你在追逐这光那光的，又能怎么样？能说明什么问题？明天一觉醒来，您老是不是可以踩着光圈去上班，随着圣光飘飘欲仙呢？"哎！你别说这招还真灵，"众神"即刻就归位了，从此再也不理我这俗人了。

　　这哪是什么"冥想"，分明就是妄想。

　　《难经》二十难曰："重阳者狂，重阴者癫；脱阳者见鬼，脱阴者目盲。"我们在现实当中，不乏见到一些疑神疑鬼、一惊一乍的人，这些人往往会通过他的形态、神态，反映出他的某种病态。你不给他调阴阳，还修什么"灵"？越修越不灵。

　　有一位朋友，现在是我的学生了，过去她曾经告诉我，每当她跟随张惠兰女士的引导（录音），练习"休息术"的时候，尤其是听到那句"像羽毛一样地飘离了地面"，她就开始全身涌动着强烈的"气感"，她一直还以为这是"气流感""能量场"之类的功力呢。

　　她告诉我以后，我让她赶紧停下来，并开始怀疑她是不是学过什么所谓的这"灵"、那"修"的，果然，她给我一口气报出了十几种国内外所谓"灵修"的书名。

　　后来，她越发觉得这种"气流感"使人胀得难受，但是并不明白这是什么原因，也不知道是好是坏。

其实，张惠兰的"休息术"和引导语并没有问题，这是因为她不知就里，再加上受到了某些心理暗示因素的影响，是潜意识在作怪。

她为什么会出现这种感觉呢？中医当中有一句话，叫"心一动五脏皆摇"，啥玩意儿在"摇动"？身体里的浊气、邪气，再加上她自己潜意识当中的奇思妙想，形成了心动气摇。

你想想看，如果你的身体里浊气翻腾、邪气涌动、浊水蔓延、郁热熏蒸，或者到处堵塞着痰湿、瘀血、肥油，再加上肠道"收藏"了五六天不排的宿便等，请问：你"冥想"个啥？这"神"也罢，"灵"也罢，何以安住？

我意识到必须想办法，让她马上停止对于所谓"灵修"的执着，但又不便大惊小怪地直接阻止她，于是反问她："你为什么不能像其他人一样，谈谈你练习体式的效果？我希望过一段时间以后，你能告诉我，你练了瑜伽以后，不再便秘了，失眠好像也有些改善了，似乎没有原来怕冷了等等。"她的悟性还算不错，总算从"天上"慢慢下来了，蓦然回首，这才想起原来这灵魂还是要"附体"的。找回自己以后，她终于向我道出了一大堆身体和心理压力的问题。

中医认为，肝气郁结则使人抑郁，肾气亏虚则令人惊恐，虚火扰心则使人焦躁，痰迷心窍能令人癫狂，心不藏神则会让人噩梦连连，肝不藏魂则使人心神不宁，肺不藏魄则令人忧心忡忡。

"产后抑郁症"多因肾不藏精、肝不藏血，而"更年期综合征"的人易患脏躁、易悲易哭……

对于这些人单纯调神、调心是治不了本的，你首先得弄懂人体的本质——体质，这是有规律可循的，我常常会说："张飞得不了林黛玉的病。"为啥？体质不同。

当了解人的身体特性以后，这当中的好些人，我们只是让他有目标地调理和锻炼身体，结果很多人随着身体的好转，或者阳气的提升、肝气的升发、中气的运行、肾气的蒸腾等，那些抑郁、焦灼、恐惧等令人不安的问题，也就随之不治而愈了。这就是运用了《黄帝内经》所讲的"五脏生七情"的规律和原理，结合"瑜伽导引法"的内在修炼，达到了"形与神俱"。

一位酷爱"心灵修炼"的朋友，年龄不大，在网上到处去看各位"心灵老师"

的博客，大概也在尝试各种"门派"的灵修。结果，前一阵告诉我，在医院查出了脑萎缩。我问她是怀疑还是确诊，她说是核磁共振的检查结果。

按理说，这"灵修"的人最起码应该让自己的脑子越修越灵吧？可见，这"灵修"还不如身修"灵"呢。

医生也没有什么太好的办法，她问我怎么办？能不能练习瑜伽。

其实，我一直在提醒她那句话："物质基础决定上层建筑，灵修离不开身修。"

请问：这心不藏神、肝不藏魂、肺不藏魄、肾不藏精，您不先调身，何以修"灵"？何以养性？您不"借假"何以"修真"？没有"物质基础"，何谈"上层建筑"？

冥想到底"想"什么

修炼瑜伽的人，似乎回避不了"冥想"这个程序，长久以来，对它的解释一直是众说纷纭，但令人发笑的是，始终纠结在"想什么"或者"什么都不想"上。

讲个故事：话说两个农妇在地里干活，到了中午，两人在地头一边吃饭一边聊天。其中一个农妇就问另一个："你说皇后娘娘她到底吃什么呢？"对方摇头说："不知道，你说呢？"这位农妇想了想说："不知道是吃饼呢还是吃馍。"

很多时候，我们总是习惯用已知的东西去推论未知的东西。

这也难怪，因为已知的东西不是"饼"即是"馍"，所以把"冥想"局限在要么"什么都不想"，要么就成了"冥思苦想"，这让大多数人听起来似乎也就合情合理了。

可是，你说"不想"，难道就真的可以不想啦？这"什么都不想"本身又是什么？难道不是念头？无非就是"头上安头"，又多了一个"什么都不想"

的想法而已。

还有很多人把"冥想"解释为"静静地思考"，统统都是拿"已知"的有为法，去推论无为法而已，妄图用"意识"去控制"无意识"，都是在想当然。

"冥想"到底是什么？

纠缠这字面上的"想"与"不想"，自绕脖子，又有何意义？咱就不能跳出来，暂且把这"想不想"放下，何苦舍近求远，端着金饭碗讨饭呢？听不懂印度瑜伽的"冥想"又有何妨？难道你就不会回过头来，听听自家的老祖宗说些什么？

《黄帝内经》中的"精神内守""恬淡虚无"和"独立守神"；

佛教的"内观"；

道家的"身心合一"与"闲心而劳形"；

导引术中的"意守"；

太极拳的"以静制动"等。

总而言之，一句话，"心归一处"，这就叫"安心"，就叫"当下"，就叫"放下"，就叫"冥想"，就是"坐禅"。

东方文化本来同根，东方修炼术原本就是一脉相承的，何苦"死在教下"。

人家只不过穿了件"马甲"而已，你就不认识了，这不是"著相""住在了文字相上"，又是什么？

你只要守着、看着就行了，何苦又是"想"又是"不想"地来回折腾呢？累不累？这一起心动念就落入意识了，就是妄念了，妄念还想生智慧？无稽之谈嘛！

"冥想"这个词原本真是很到位，其实就是"无心""无为"的意思。只不过是你解错了、会错了意思而已。

自觉即在"当下"，生活处处皆有禅

"恬淡虚无，精神内守"，也许谁都会说，有几人能真正做到？但是，通过功法的修炼来达到"精神内守"，而且"精"和"神"同修，可以是一件简单而自然的事情。

我有一位学生，过去曾热衷"灵修"多年，各路名人的"心灵修炼"课基本都参加过，大概是由于教法各成体系，所以各有各的理论、各走各的路子。有一样东西她始终没弄明白，都在说"当下、当下"，可是听了这么多的课，始终不知就里，还是难以"当下"。

我告诉她两句话，对她有所触动。

第一，把根留住——回归老祖宗几千年留下来的根本，哪怕一本《黄帝内经》中的第一篇，就足够你受用一生了，无根的东西只能是一片浮云而已。

第二，自觉即在当下——瑜伽当中的"自觉功"，就是实修"当下"。

她学习了瑜伽的"自觉功"以后，恍然大悟，原来"当下"如此简单呀！

是啊，就这么简单，大道本来至简，"反（返）者道之动"，你走太远了，背道了，必须"回头"，这叫"回归"。

后来，她试着把这种"自觉"渐渐地融入一个个生活的"当下"，颇为受益，这也是一种"方便实修"。

很多人经过一段时间"瑜伽导引法"的成套练习之后，再跟随我们的语音引导练习"自觉功"，有的人仅仅5分钟的时间，就会出现掌心的劳宫穴温热、口中生津、神清气爽的感觉，这其实就是"恬淡虚无，真气从之"在实修中的体现。

的的确确，静功的威力与能量要远远超过一般的动功，因为只有静功才能够激发人的潜在能量，激活自己本有的但尚未挖掘的先天"本钱"，而不是外求、外耗，而是一种自保、自养、自我修复、自我调节，这就叫内功。学会了瑜伽"自觉功"，也就学会了内守、观照、冥想、当下、静心、身心合一。不过仅仅是"会了"，没什么了不起的，关键是守住了才见功底。

可是，这"恬淡虚无"不是一个用来研究和琢磨的事。有些人后期练习瑜伽的效果之所以不如初练的时候好，就是因为想得越来越复杂了，自我意识太强了，总是要在练功的时候，时不时地用大脑去干扰一下身体的程序，不是琢磨某个技巧是否到位，就是琢磨这病那病的。这样的人如果没有正确的引导，直接就去练习什么冥想、打坐等静功，非但这"禅"跟你是无缘了，而且招来心魔定是有份了。

这毕竟是心法，要想练好瑜伽，的确是需要有悟性的，而且要在正确的指导下训练。

要知道"潜能"这玩意儿，它不受你的自我意识控制，你越控制就离你越远。你想，一个连放松都困难的人，就先跟他谈"放下"？不能放松，又何谈静、净？无静何来定和慧？

有一位著名的催眠师曾说过："催眠状态的本质是什么？好品质的催眠状态是专注而放松的。"

换句话说，如果不能专注而放松，催眠将根本无法实施，催眠术也将不复存在。一个连"专注而放松"的能力都没有的人，还高谈什么"禅定"？

"瑜伽导引法"运用简单有效的方法，把静功运用到体式的练习当中，使人人都能"自觉"，更容易进入一种自然而然的"专注放松"的状态，而且非常安全，不会出现任何精神上的偏差，可以身心双调。这也正是中国太极"以静制动"的巧妙之处。

"瑜伽导引法"也正是运用了这个原理，我们就以"摩天功"为例，练习"摩天功"的时候，吸气，推掌向上，你得用内力向上顶住吧？好，你的两胁、腋下以及整个脏腑一定会有牵拉感吧？那你就去体会这种牵拉给你带来的感受就好了，"守"着这种感受，只是"守"而已，"守"就是看着，"内守"就是"自觉"，自觉就是"当下"。

这五脏皆有精气，再加上你呼吸之气下沉丹田，进入气脉，这就等于同时完成了"精气神"一体的实修过程，这就是传统导引术所说的"全身无处不丹田"，而"自觉""冥想"自动达成，这是多好的"以静制动""闲心而劳形"啊！"身心合一"就更不用说了。

瑜伽也罢，导引术也好，全在这"功"里头了。

这样把心安住在练功上，用心而不是用脑来练瑜伽，这"身"也就自然随着"心"转了，这就叫"境随心转"，这也是一种"定"。

相反，一旦你用大脑强迫身体去挑战难度，强调外形，或者整个练习不流畅，没有章法、配伍、套路，再加上教练不断地纠正姿势、摆造型，都会形成身心分离，犹如两个自己在打架，根本无法精神内守、身心合一，动作再标准也是白搭，与修炼瑜伽八竿子打不着。

有人说，练习摩天功，踮脚的时候，总是站不稳。好哇！站不稳，你是不是就得千方百计地稳住神，力求站稳？这时候你一走神，就更站不稳了，所以，你自然就"独立守神"了，这时候你想不专注都不行了，只能一心一意，自然就心归一处了，自然心在当下了。等到你站稳了，并且气沉丹田的时候，你就做到"身心合一""精神内守""气脉常通"了，这岂不是"精气神"同修？

记住，瑜伽修炼要注重过程，功效是在过程中就已经产生的，这功效不是和高难度动作成正比的。

多年来我发现一个现象，凡是便秘的人，甚至从小到大被便秘困扰多年的医生，仅仅练习日常调理功法以后，都可以很快解决，我从来没有让他们服用过任何清肠的东西，为什么效果如此显著呢？这恰恰就是"以静制动"的威力和运力。大多数人的便秘，其病根在于气虚，运力不足，无力推动垃圾的排出，而当你放松、虚静、心向内的时候，自然就因"恬淡虚无"而达至一种"真气从之"的身心状态了，所谓"从之"就是"顺了"，就是身体又恢复了它原有的功能，干它本该干的活了，凡事不跟你反着、逆着来了。从这个现象就可以反映出瑜伽是一种内养、内在能量的提升。

因此，我建议大家不要整天把精力消耗在那些无谓的东思西想上，它会极其影响和耗散你的真气，由"真气从之"变成"气血逆乱"，这也是一种"过

"劳"——劳神,而不是内养精、神。

功是要练的,先一点点地"守",练着练着,就变成了一段一段地"守",再后来就是一套功法都在"守",每天练习一个小时,你就做到了一小时的"精神内守",这守的不仅仅是"神",通过守神还可以达到守精、固精的目的,因为这"精"的固摄离不开真气的固卫,所以现在很多免疫系统疾病,甚至消化系统的问题,大多与精神因素有关,其实就是影响了真气运行。据记载,我国传统导引术的六大功效当中,就有一条很重要的功能,即培养真气。由此你会发现,导引术和瑜伽内功都是"精气神"同修的功法。

其实,瑜伽就是一种生活方式,练功久了以后,就可以自自然然地把这种功态带入生活的常态之中。

比如,当你喝水的时候,就一心一意地喝水,如果呛着了,就证明你"不自觉"了;吃饭的时候,狼吞虎咽,食不知味;坐马桶的时候,非得手拿一本杂志;做作业的时候听音乐等,通通是魂不守舍、心不在焉、身心分离。

过去,师父常常对我们说:"不怕念起,就怕不觉。"念头永远生生灭灭、起起伏伏,念头是不灭的,念头灭了,觉性也就不存在了。问题在于如何"借假修真",透过现象看本质。如同黑暗(无明),除是除不掉的,怎么办?光明一到,黑暗自行消失,不除自除,光明是什么?就是"觉照"。

相不可灭,真妄不二。"禅"是什么?就是《金刚经》中所说的"不取于相"。"禅定"是什么?就是"不取于相,如如不动"。是真心不动,像明镜一样"物来则应,物去不留",但这是需要定功的。

我们虽然只是通过瑜伽的练习,感悟和引申到生活中的小小修炼,还不能达到太高的境界,但是它能帮助我们解决一些实实在在的生活问题,这就是"瑜伽"的实际意义和魅力所在。

小视频:自觉即在当下

后记

曾经有人在我的耳边灌输这样的声音："你现在的瑜伽功底已经很不错了，只差一件事，你应该去一趟印度，镀一镀金。"

我说："这真金就在中国。"

但从他们的眼神当中可以看出半信半疑，我知道他们想说："因为瑜伽是印度的，所以……"

在此，只想套用老子的一句话："此两者同出而异名，同谓之玄。"

其实，瑜伽重在心法，而我们的儒释道文化是心法，《黄帝内经》也是心法。心法离不开"道"，道"以不变应万变"，大道相通，瑜伽与之一脉相承；心法更离不开唯一流传了几千年的文字——汉字——这个全世界唯一能承载心法的媒介。

无为法本来破的正是执念，所以实在没有必要执着在"相"上。

难道我们听不懂什么是"自我和原始动因的结合"，还听不懂什么是"天人合一""因天之序"？

弄不清什么是"道悌法"，还悟不出啥叫"浴身"？

不明白什么是"中经"又有什么关系？难道我们没听说过"奇经八脉"？

我一直认为咱中国人如今更有基础练好瑜伽，这个基础就是我们自己的传统文化和传统导引术这个"根"，它能帮助我们增强对瑜伽的理解，一闻千悟，从而不再流于外相，错把"抻筋掰腿"当瑜伽，错把印度的天气热作为"高温瑜伽"的理由。

谈到心法，不得不提起我的恩师。28年前，万幸有缘师从于老方丈觉顺法师，师父的引领和教诲改变了我的一生，也彻底改变了我看待人生和世间万物的观念，是他老人家帮助我领会了"心法"。

老人家是一个有着大智慧的人，他从不说教，往往无意间一句看似聊天的话，都会让你顿然感受一丝禅意，常有如梦初醒、醍醐灌顶的感觉。后来渐渐明白了，听师父说话不是用脑，而是用"心"。记得他老人家常说的一句话就是："心归一处，无事不办。"

师父慈悲中略带威严，严谨中不失洒脱。在我从师佛学的20多年中，他老人家传授给我的不仅是"心法"，而是"心法通万法"。永生难忘、终身受益的是，从认识师父的第一天起，直到见到他老人家最后一面，师父自始至终在帮助我完成一桩事情——破相（学会透过现象看清事物的本质、心性）。

其实，看待瑜伽、看待中医，又何尝不是如此呢？

因此，每到各地举办瑜伽公开讲座的时候，我都会问问大家："想听真话吗？"（说实在的，现在真正爱听真话的并不多），在"想听"的前提下，我一定会公开自己的几点声明：

第一，我从未受过某位印度大师的传承。

因为瑜伽经典、儒释道文化、黄老学说、中国古代导引术等，才是我要三拜九叩的恩师，这些经典让我从中获得了一生受用不完的宝藏和正传的"秘籍"。

第二，我没有任何所谓的"高级瑜伽教练"证书。

因为几千年前的瑜伽祖师从未"发"过这玩意儿，好像释迦佛、老子、庄子、孔子、孟子等祖师爷们，也从未做此"资格认证"。况且，"教练"不能教"炼"，瑜伽是一种内在的修炼，炼的是"精气神"。

第三，中国人最有潜质学会如何"以印度瑜伽，打通中华之经络"。

因为我们有博大的中医文化垫底儿。

所以，千言万语汇成一句话：我行你也一定行！

文　道